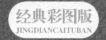
经典彩图版
JINGDIANCAITUBAN

拔罐疗法并不难　上罐部位很关键
找准经络和穴位　安全实惠保健康

程振中 编著

图解拔罐 一本通

TU JIE BA GUAN YI BEN TONG

天津出版传媒集团
天津科学技术出版社

图书在版编目 （CIP） 数据

图解拔罐一本通 / 程振中编著. -- 天津：天津科
学技术出版社，2013.12
ISBN 978-7-5308-8571-0

Ⅰ.①图… Ⅱ.①程… Ⅲ.①拔罐疗法－图解 Ⅳ.
①R244.3-64

中国版本图书馆CIP数据核字(2013)第302261号

───────────────────────────

责任编辑：张建锋
编辑助理：杜宇琪
责任印制：王　莹

───────────────────────────

天津出版传媒集团
天津科学技术出版社　出版

出版人：蔡　颢
天津市西康路35号　邮编　300051
电话(022)23332402
网址：www.tjkjcbs.com.cn
新华书店经销
北京龙跃印刷有限公司印刷

───────────────────────────

开本 710×1000　1／16　印张 10　字数 160 000
2014年1月第1版第1次印刷
定价：29.80元

Preface
前 言

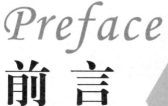
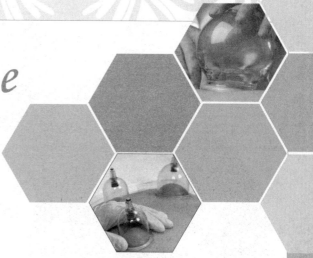

拔罐疗法是我国传统的中医疗法，相信许多人，尤其是中老年人都不陌生，因为其操作简单、方便易行，一度被老百姓当作是重要的家庭日常救治手法。

拔罐疗法不仅操作简单，而且经济实惠、安全有效。拔罐疗法，是以罐为工具，利用燃烧、加热、抽气等方法排除罐内空气而形成负压，使罐吸附于体表特定部位（患处或穴位），产生广泛刺激，使被吸附部位的组织充血造成皮下轻微瘀血，促使经络畅通，以达到调整机体功能，恢复生理状态，祛除疾病和强身健体的一种物理性治疗方法。

本书不仅介绍了拔罐的来源与发展、特点与功效、工具与辅助材料、经络取穴、操作方法、操作流程、保健八大穴位、注意事项与禁忌证，还针对各种常见疾病，分别介绍其拔罐疗法。需要特别说明的是，由于编者水平所限，不足之处在所难免，希望各位读者和业内同人批评指正。

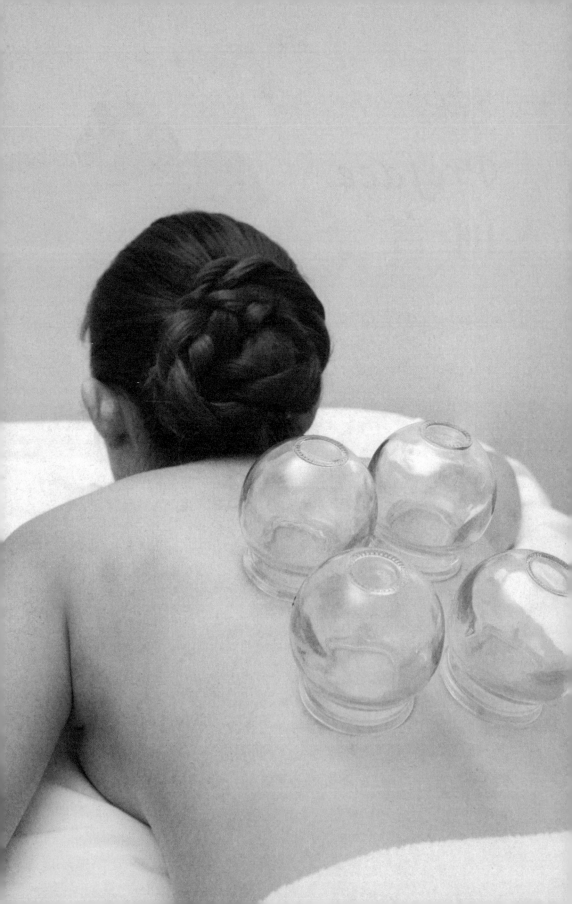

目录 CONTENTS

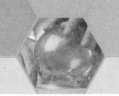 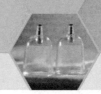

第四章 外科疾病的拔罐疗法

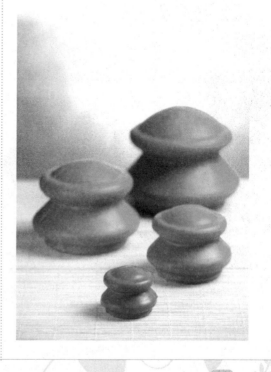

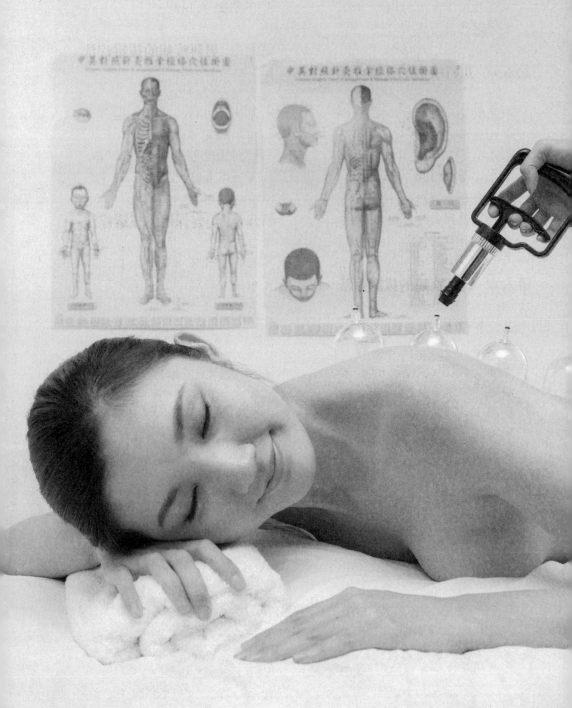

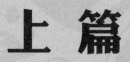

上 篇

第 一 章

拔罐的基础知识

BAGUAN DE JICHU ZHISHI

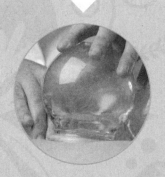

拔罐的起源 ⭕

拔罐疗法，俗称拔火罐，是祖国医学文化遗产之一。晋代医药学家葛洪所著的《肘后备急方》里，就有关于角法的记载。所谓角法，是用挖空的兽角来吸拔脓疮的外治方法。

唐代王焘所著的《外台秘要》里，也曾介绍使用竹筒火罐来治病，如文内述："……取三指大青竹筒，长寸半，一头留节，无节头削令薄似剑，煮此筒子数沸，及热出筒，笼墨点处按之，良久，以刀弹破所角处，又煮筒子重角之，当出黄白赤水，次有脓出，亦有虫出者，数数如此角之，令恶物出尽，乃即除，当目明身轻也。"

此外，清代赵学敏所著的《本草纲目拾遗》、吴尚先的《理瀹骈文》以及《医宗金鉴·外科心法要诀》，对于我国火罐的使用，有着详细的记载。

拔罐的发展 ⭕

在1973年湖南长沙马五堆汉墓出土的帛书《五十二病方》中，就已有关于角法治病的记述："牡痔居窍旁，大者如枣，以者台核者，方以小角角之，如孰（熟）二斗米倾，而张角。"其中"以小角角之"，即指用小兽角吸拔。据医史文献方面的考证，《五十二病方》是我国现存最古的医书，大约成书于春秋战国时期。

东晋医药学家葛洪《肘后备急方》中记载了用牛角来治疗痈肿，鉴于当时此法盛行，若使用不当易造成事故，故书中特别提示"要慎重地选择适应症候"。

在唐代，拔罐工具有了突破性的改进，人们掌握了竹筒的制作工艺，采用水煮吸拔的方法。竹罐取材广泛，价廉易得，有利于普及和推广。同时竹罐质地轻巧，吸拔力强，从而提高了治疗效果。

在宋金元时代，拔罐疗法的名称将"吸筒法"替换为"角法"，而使用竹罐；拔罐方法也进一步由单纯水煮吸拔的方法发展为药筒法，即先将竹罐在按一定处方配制的药物中煮过后备用，需要时，再将此罐置于沸水中煮后，乘热拔在穴位上，以发挥吸拔和药物外治的双重作用，然而，此时的药罐法，药物种类及用量均较少，是药罐法的开端。

在明代，拔罐法已经成为中医外科中重要的外治法之一，主要用于吸拔脓血、治疗痈肿。吸拔方法也有所改进，应用较多的是将竹罐在多味中药煎熬后的汁液中煮沸直接吸拔，所以，竹罐又被称为药筒，较之宋代的药筒法，无论是药物种类及剂量，还是使用方法方面，都有明显进步。

至清代，拔罐法发展更为迅速。首先，是拔罐工具的又一次革新。竹罐尽管价廉易得，但吸力较差，且久置干燥后，易发生燥裂漏气。为弥补此不足，清代出现了陶土烧制成的陶罐，并正式提出了沿用至今的"火罐"一词。其次，拔罐方法上也有较大进步，拔罐部位上一改以往以病灶区作为拔罐部位，采用吸拔穴位来提高治疗效果。再者，拔罐疗法的治疗范围也突破了历代以吸拔脓血疮毒为主的界限，已从单一的外科治疗发展到内科多种病症的治疗。

拔罐疗法在我国已有两千多年的历史，并形成一种独特的治疗方法，随着医疗实践的不断发展，火罐质料上，由动物犄角逐步改进为竹罐、陶罐、玻璃罐等；拔罐方法上，从煮水排气发展到燃火排气；临床治疗方面，从单纯吸拔脓血、吸毒排脓等治疗外科疮疡疾病，发展到治疗风寒痹症及虚劳喘息等外感内伤疾患。

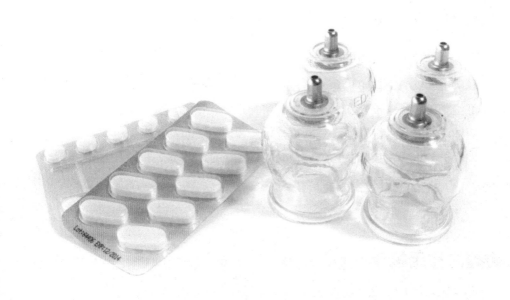

拔罐的原理 ⊙

1.中医上拔火罐的原理

中医认为拔罐可以开泄腠理、扶正祛邪。疾病是由致病因素引起机体阴阳的偏盛偏衰，人体气机升降失常，脏腑气血功能紊乱所致。当人体受到风、寒、暑、湿、燥、火、毒、外伤的侵袭或内伤情志后，即可导致脏腑功能失调，产生病理产物，如淤血、气郁、痰涎、宿食、水浊、邪火等，这些病理产物又是致病因子，通过经络和腧穴走窜机体，逆乱气机，滞留脏腑，淤阻经脉，最终导致种种病症。拔罐产生的真空负压有一种较强的吸拔力，其吸拔力作用在经络穴位上，可将毛孔吸开并使皮肤充血，把体内的病理产物从皮肤毛孔中吸出体外，从而使经络气血得以疏通，使脏腑功能得以调整，达到防治疾病的目的。

中医认为拔罐可以疏通经络，调整气血。经络有"行气血、营阴阳、儒筋骨、利关节"的生理功能，如经络不通则经气不畅，经血滞行，可出现皮、肉、筋、脉及关节失养而萎缩、不利，或血脉不荣、六腑不运等。通过拔罐对皮肤、毛孔、经络、穴位的吸拔作用，可以引导营卫之气始行输布，鼓动经脉气血，儒养脏腑组织器官，温煦皮毛，同时使虚衰的脏腑机能得以振奋，畅通经络，调整机体的阴阳平衡，使气血得以调整，从而达到健身祛病疗疾的目的。

2.西医上拔火罐的原理

现代医学认为，拔罐治疗时罐内形成的负压作用，使局部毛细血管充血甚至破裂，红细胞破裂，表皮淤血，出现自家溶血现象，随即产生一种组胺和类组胺的物质，随体液周流全身，刺激各个器官，增强其功能活动，能提高机体的抵抗力。

现代医学认为，拔罐负压的刺激，能使局部血管扩张，促进局部血液循环，改善充血状态，加快新陈代谢，改变局部组织营养状态，增强血管壁通透性及白细胞吞噬功能，增强机体体能及人体免疫能力。

拔罐的作用机制 ⊙

1.负压作用

人体在火罐负压吸拔的时候，皮肤表面有大量气泡溢出，从而加强局部组织的气体交换。负压使局部的毛细血管通透性发生变化导致毛细血管破裂，少量血液进入组织间隙，从而产生瘀血，红细胞受到破坏，血红蛋白释出，出现自家溶血现象。在机体自我调整中产生行气活血、舒筋活络、消肿止痛、祛风除湿等功效，起到一种良性刺激，促其恢复正常功能的作用。

2.温热作用

拔罐法对局部皮肤有温热刺激作用，使热寒得以交换。以大火罐、水罐、药罐最明显。温热刺激能使血管扩张，促进血液循环，改善充血状态，加快新陈代谢，使体内的废物、毒素加速排出，改变局部组织的营养状态，增强血管壁通透性、白细胞和网状细胞的吞噬活力、局部耐受性和机体的抵抗力，起到温经散寒、清热解毒等作用，从而达到促使疾病好转的目的。

3.调节作用

拔罐法的调节作用是建立在负压或温热作用基础之上的，首先是对神经系统的调节作用，由于自家溶血等给予机体一系列良性刺激，作用于神经系统末梢感受器，经向心传导，达到大脑皮层；加之拔罐法对局部皮肤的温热刺激，通过皮肤感受器和血管感受器的反射途径传到中枢神经系统，从而发生反射性兴奋，借以调节大脑皮层的兴奋与抑制过程，使之趋于平衡，并加强大脑皮层对身体各部分的调节功能，使患部皮肤相应组织的代谢旺盛，吞噬作用增强，促使机体恢复功能，阴阳失衡得以调整，使疾病逐渐痊愈。其次是调节微循环，促进新陈代谢。此外，由于拔罐后自家溶血现象，随即产生一种类组织胺的物质，随体液周流全身，刺激各个器官，增强其功能活力，这有助于机体功能的恢复。

4.不同罐法的不同作用

在火罐共性的基础上，不同的拔罐法各有其特殊的作用。如走罐具有与按摩疗法、保健刮痧疗法相似的效应，可以改善皮肤的呼吸和营养，有利于汗腺和皮脂腺的分泌，可增强关节、肌腱的弹性和活动性，促进周围血液循环；可增加肌肉的血流量，增强肌肉的工作能力和耐力，防止肌萎缩；并可加深呼吸，增强胃肠蠕动，兴奋支配腹内器官的神经，增进胃肠等脏器的分泌功能；可加速静脉血管中血液回流，降低大循环阻力，减轻心脏负担，调整肌肉与内脏血液流量及贮备的分布情况。缓慢而轻的手法对神经系统具有镇静作用；急速而重的手法对神经系统具有一定的兴奋作用。

拔罐的工具

1.竹罐

竹罐是用质地坚实的竹管制成，将毛竹截成长6~9厘米的竹管，将一端留节作为底，另一端打磨光滑作为罐口，不同粗细的竹管可以制成不同规格的竹罐，罐口直径分别为2、3、4、5厘米。竹罐的优点是轻巧，价格低廉，不容易破碎，取材容易，制作简便，吸拔力强，能够吸收药液，可用中药煎煮后作药罐用；缺点是容易燥裂漏气，吸附力不强，不透明，无法观察罐内皮肤变化。竹罐在使用后应妥善保管，不应长期曝晒，以防管壁燥裂。

2.陶罐

陶罐由陶土烧制而成，罐的中间较大，两端略小，罐口光滑，形如腰鼓。陶罐的优点是造价低廉，吸附力强，方便消毒；缺点是较笨重，不便携带，易碎，不透明，无法观察罐内皮肤变化。

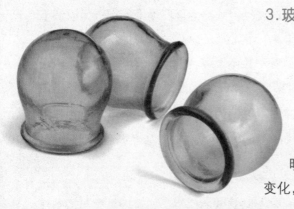

3.玻璃罐

玻璃罐是目前临床上最常用的罐具，罐体形如球状，口平底圆，肚大口小，罐口边缘稍厚，略向外翻而光滑，可分为大、中、小三种型号。玻璃罐的优点是吸附力强，质地清晰透明，拔罐时可在罐外直接观察到皮肤的变化，以掌握拔罐时间；缺点是易碎。

4.金属罐

金属罐是用铜、铁、铝、不锈钢等材料制成的，口径大小不一。金属罐的优点是经久耐用，不易破损，吸附力强，便于消毒；缺点是传热过快，容易烫伤皮肤，不透明，无法观察拔罐部位皮肤的变化。金属罐现已很少使用。

5.牛角罐

牛角罐是我国古代最早使用的一种罐具，是用牛角制成的，将截下的水牛角中的角质去除，制成空筒，将截断面打磨光滑作为罐口。牛角罐的优点是取材容易，吸附力强，容易操作；缺点是不透明，无法观察罐内皮肤变化。目前，牛角罐在少数民族地区仍然使用。

6.塑料罐

塑料罐是用耐热塑料压制而成的，分大、中、小三种型号。优点是不易破损，较轻便，易于携带；缺点是易老化变形。

7.橡胶罐

橡胶罐是用橡胶制成的，有多种形状和规格。优点是不易破损，便于携带，不必点火，操作简单，患者可自行治疗；缺点是吸附力不强，无温热感，只能用于吸拔固定部位，不能施行其他手法。

8.抽气罐

抽气罐是由一个罐具和一个抽气装置组成的。目前，真空拔罐器应用较广，罐体用有机玻璃制成，罐底有一个排气

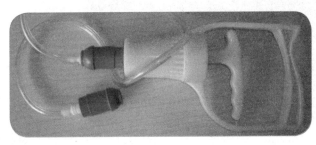

阀，有多种型号，配有一个抽气枪。使用时，将抽气枪枪嘴套在罐体底部的排气口上，提拉抽气枪的抽气柄，使罐体吸拔在皮肤上。抽气罐的优点是使用方便，易于操作，不用点火，没有烫伤皮肤之虞，罐内负压可以调节，罐体透明，便于随时观察罐内皮肤变化；缺点是无温热感。

9.电罐

电罐是在传统火罐的基础上发展而来的一种拔罐器具，集负压、温热、磁疗、电针等综合疗法为一体，可通过电流来控制负压和温度，还可以连接测压仪器，以便随时观察负压的情况。电罐的优点是使用安全，不易烫伤，负压及温度等可以自行控制；缺点是体积较大，不便携带，成本较高，只适用于拔固定部位，不能施行其他手法。

除此以外，在日常生活中可以找到许多代用罐具，如罐头瓶、茶杯、瓷奶瓶、酒杯、碗等，只要形状相似，罐口光滑圆整，耐热性好，便可用于拔罐。

拔罐的辅助材料 〇

1.燃料

酒精：酒精作为拔罐的燃料具有火力猛、热量高，能迅速排出罐内空气，吸拔力强的特点。而且，一旦吸拔在皮肤上，火可迅速熄灭，不容易烫伤皮肤。

食用油：食用油也可作为拔罐的燃料。但其缺点是燃烧较慢，且伴有烟雾，容易弄脏皮肤。

纸片：纤薄的纸片也可作为燃料使用。

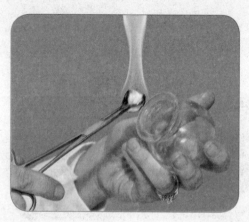

2.点火工具

火柴或打火机：拔火罐时用于点火。

镊子或止血钳：用于拔火罐时夹持乙醇棉球。蘸乙醇时以不滴为度，过多则易滴到患者身上导致烫伤。

3.润滑剂

拔罐疗法可以不用介质。但对于一些特定的拔罐疗法需要一些介质作为润滑剂，以防止皮肤划伤。如在行走罐手法时，需要用介质润滑，以免拉伤皮肤。常用介质有按摩乳、甘油、松节油、凡士林、植物油等。

4.药物

药物主要用于浸泡罐具或涂抹于患处，以加强拔罐的治疗效果。药物配方主要是根据不同病情而选择的不同中草药。一般以活血化瘀、行气止痛、清热解毒、温经散寒等药物为主。如菊花、杏仁、连翘、红花等。

5.消毒用品

在进行拔罐治疗前一般都要清洁皮肤、罐具消毒，此时就需要有消毒用品。拔罐选用的消毒用品一般是用酒精脱脂棉球。进行刺血拔罐或使用水罐时，还应准备消毒液，如75%乙醇或1%的苯扎溴铵(新洁尔灭)。

拔罐的特点 ○

1.适应证广泛

拔罐疗法适应证广泛，凡是能够用针灸、按摩、中医、中药等方法治疗的各科疾病都可以使用拔罐疗法，尤其对于各种疼痛性疾病、软组织损伤、急慢性炎症、风寒湿痹证，以及脏腑功能失调、经脉闭阻不通所引起的各种病症有较好的疗效。一些疾病应用现代医学手段疗效不佳时，应用拔罐疗法往往奏效，即使对器质性病症，也有一定的疗效。

2.疗效显著

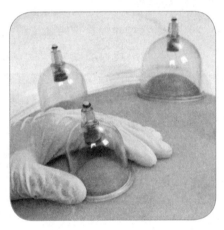

拔罐疗法不仅适应证广泛，而且疗效显著。有些疾病往往一次见效或痊愈，如一般的腰背部疼痛，在疼痛部位拔罐之后，立即感觉疼痛减轻或消失；外感风寒型感冒发热时，在大椎穴刺血拔罐后再在膀胱经走罐一次，多数病人即可治愈。

3.简单易学

拔罐疗法本身来源于民间，许多百姓有病都会在家中自己进行拔罐治疗。拔罐疗法易于学习和运用，一般懂得中医针灸的医师，在很短的时间内，即可掌握拔罐的操作技术，并能够临床应用。不懂中医针灸的人也可以在很短的时间内学会拔罐的一般操作技术，用于简单的家庭防病治病。患者可在无任何痛苦、不用去医院的情况下康复，避免了服用药物给机体带来的不良反应，所以拔罐疗法是一种易于推广和普及的治疗方法。当然要想彻底掌握拔罐疗法这门学科，做到精益求精，提高疗效，还需要较长时间的学习。

4.经济实用

采用拔罐疗法治疗疾病，不仅可以减轻患者的经济负担，而且可以节约大量的药品，尤其对于医疗条件比较困难的地区，以及流动性比较大的单位(如野战部队、地质勘察队)，拔罐疗法有其特殊作用，能够随时随地进行医疗工作，出门远行携带也十分方便。如果临时没有拔罐所需用品，也可找些杯子、罐头瓶等代替。

5.安全可靠

俗话说"是药三分毒"，药物本身的毒副作用常常让人们暗自担心，而苦涩难咽的药物让每位患者尤其是孩子每次吃药都成为一场"灾难"。采用拔罐疗法，只要按规程操作，就不会引起烫伤，并且无任何毒副作用，起到有病治病，无病强身的功效。

拔罐的功效

1.调节平衡

拔罐疗法对神经系统的良性刺激，通过末梢感受器，经向心传导至大脑皮质；对皮肤的良性刺激可通过皮肤感受器和血管感受器传到中枢神经系统，从而发生反射性兴奋，调节大脑皮质的兴奋与抑制过程，使之趋于平衡，因而加强了大脑皮质对身体各部分的调节和管制功能，促使病灶部位组织代谢作用增强，促进机体恢复，使疾病痊愈。

拔罐疗法可调节人体微循环，促进人体血液与组织间的物质交换；调节毛细血管的舒缩功能，促进局部血液循环；调节新陈代谢，改善局部组织营养；调节淋巴循环功能，使淋巴细胞的吞噬能力加强，增强了机体的抗病能力，从而达到消除疾病，恢复机体正常功能的目的。

2.祛邪解表

拔罐疗法可拔出体内的风、寒、湿等邪毒，邪去而正安，扶助了正气。风、寒、湿邪入侵，引起机体麻痹疼痛，可采用刺血拔罐法祛除病邪，气血得以通畅，疼痛随之消除。

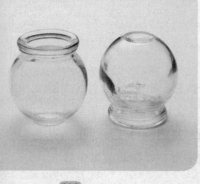

3.疏通经络

人体的经络，内属脏腑，外络肢节，纵横交错，网络全身，将人体内外、脏腑、肢节联成一个有机的整体，借以运行气血，濡养脏腑。若人体经络气血功能失调，正常的生理功能就遭到破坏，疾病随之产生。拔罐疗法通过对经络、腧穴产生的负压效应，可以疏通经络中壅滞的气血，振奋脏腑功能。

4.通利关节

由于拔罐疗法具有祛风散寒、祛湿除邪、通脉行气的功能，因而可使关节通利，镇痛去痹。

5.吸毒排脓

拔罐疗法所产生的负压吸力很强，用以治疗痈毒疮疡、恶血瘀滞、邪毒郁结等外证有特效。未化脓时，采用针刺拔罐，可使毒邪排出，气血畅通，瘀阻消散；已化脓时，可吸毒排脓，清创解痛，促进疮口愈合。

6.延年益寿

随着年龄的增长，人体各个器官也会相继老化，疾病也会越来越多，即使没有疾病，随着机体的老化也会出现这样和那样的不适或不便。大多数老年疾病都与血管硬化有关，如脑动脉硬化出现的老花眼、心肌动脉硬化出现的冠心病等等。另外，高血压、糖尿病、肾病综合征、肿瘤等都与血液循环有关。老年人血液黏滞度增高，血管壁增厚，管腔狭窄，血流缓慢，导致全身各个组织器官营养供应不足，毒性物质不能及时排出体外，附着在血管壁上，进一步使血管壁增厚变脆，管腔狭窄，同时毒性物质通过血管壁被组织器官重新吸收，所以容易引起许多疾病。

拔罐疗法可以刺激血管壁收缩和舒张，能增强血管壁的弹性，促进血液循环，增加全身各组织器官的营养供应，加速有毒物质的排泄，从而起到防治疾病，延年益寿的作用。

拔罐的手法

1.留罐法

留罐法又称坐罐法，是最常见的一种拔罐形式。适用于多种病症。留罐时间根据吸拔的部位(如面部时间宜短，躯干四肢可长)、病人体质(如强壮者多留，虚弱者少留)、病情(病程长、症候顽固者多留，反之则少留)等决定，一次10～15分钟，以局部出现红晕或瘀斑为宜。留罐法又有单罐法和多罐法两种形式。

（1）单罐法：单罐法即单拔一罐，用于病变范围较小的部位或压痛点，可根据病变或压痛范围选择单个适当口径的罐子吸拔。

（2）多罐法：多罐法则指一次拔数个乃至数十个罐，一般用于病变范围较广泛者。采用此法时,可根据经络走向或解剖形态等情况,酌情吸拔数个或数十个罐,如某一区域肌肉劳损时可按肌肉的走向位置成行排列吸拔多个火罐,称之为"排罐法"。排罐法适用于身体强壮、症状明显的患者,拔罐数目多而排列紧密(罐距小于3厘米);若体质弱或症状不甚明显的患者,拔罐排列较稀疏(罐距大于7厘米),称散罐法。

2.闪罐法

"闪罐法"是指在单位时间内,在同一部位进行反复吸拔的方法,取大号或中号火罐,一手执罐,一手执缚有棉团的铁丝,以闪火法迅速将罐拔于患处,随即将罐取下,可连续进行数次,乃至数十次,直至皮肤出现红晕或瘀斑。既可在同一穴位上吸拔,也可在较大区域内进行。此法适用于外感风寒、肌肉痿软、皮肤麻木、功能减退的虚弱病症及脑卒中后遗症等。由于此法不会在皮肤上留下瘀斑,故较适合在面部使用。闪火罐操作时,应注意闪火入罐时要快,并快速送入罐底。切不可在罐口停留太久,以免罐口太热而烫伤皮肤。如果反复闪罐,罐体温度过热,应换另一个罐继续操作。

3.走罐法

走罐法又称推罐法或拉罐法,适用于身体面积大而平坦、肌肉丰厚结实的部位,如背、腰部。具体操作方法为:首先在需要吸拔的位置上涂一层润滑油,以避免皮肤划伤。然后,采用闪火法将适当型号的罐,吸拔于皮肤上。罐具吸住片刻,手握罐底,稍作倾斜,以后半边用力,前半边略提起,慢慢来回推移。常用的走罐法有以下三种:

(1)轻吸快推法:使罐内皮肤吸起3~4毫米,以每秒钟推行60厘米的速度走罐,以皮肤呈潮红为度。此法适用于外感表症、皮肤麻木等症。每日1次,每次3~5分钟,10次为1疗程。

(2)重吸快推法:使罐内皮肤吸起6~8毫米,以每秒钟推行30厘米的速度走罐,以皮肤呈紫红为度。此法适用于经脉气血不通、脏腑功能失调的病症。使用部位常以背部膀胱经背俞穴为主。每日1次,每次3~5分钟,10次为1疗程。

(3)重吸缓推法:使罐内皮肤吸起8毫米以上,以每秒钟推行2~3厘米的速度缓推,至皮肤呈紫红为度。此法刺激量最大,宜用于病程长、病情顽固的患者。每日1次,每次3~5分钟,10次为1疗程。提示:实证逆经走罐,虚证顺经走罐。

4.火罐法

火罐法是一种很常用的拔罐法，利用点火燃烧的方法排除罐内空气，形成负压，以吸附于体表。火罐排气，是用点火的方式排出罐内部分空气，常用的方法有以下6种。

（1）投火法：本法多用于侧面横拔位。操作时用镊子夹住酒精棉球或纸条，点燃后投入罐内，迅速将罐扣在应拔部位。此法简便易行，吸拔力也较强。

（2）贴棉法：本法适用于侧面横拔位。操作时首先将0.5～1平方厘米的脱脂棉片四周拉薄后略吸酒精，贴于罐内上中段，点燃后迅速扣在应拔部位。注意棉片不宜太厚，吸取酒精不宜太多，否则易造成贴棉脱落以及酒精流溢，烫伤患者。此法吸力强，也较安全，但操作比较麻烦。同时要注意扣罐正确，以免碰到棉球，造成灼伤。

（3）滴酒法：本法适用于各种体位。操作时在罐内底部滴入酒精数滴，保持罐口朝上，然后将罐横放，旋转1～3周，使酒精均匀地附于罐内壁上(勿使酒精沾到罐口，以免灼伤皮肤)，点燃后手持罐底迅速扣在应拔部位。本法操作简单，不需其他辅助用品，适用于家庭保健。注意酒精不宜滴得过多，以免火焰随酒精流溢，灼伤患者。

（4）闪火法：本法适用于各种体位。操作时用镊子夹住酒精棉球，或用一根长约10厘米的粗铁丝，将一端用脱脂棉和纱布包裹成一小鼓槌状，吸取酒精，点燃后伸入罐内旋转片刻，迅速抽出棉球，将罐扣在应拔部位。需较大吸拔力时，可将燃烧的酒精棉球在罐内上中段壁上旋转涂擦，使酒精在罐壁燃烧，然后迅速抽出棉球并将罐扣在应拔部位。本法因无火在罐内，较之其他火罐法更安全，且操作简单，可连续进行，特别适宜于拔闪罐、排罐。但需注意棉球不宜吸取太多酒精，否则易流溢烧伤皮肤。

（5）架火法：本法适用于俯卧、仰卧的大面积部位及四肢肌肉丰厚的平坦部位。特点是不受燃烧时间的限制。操作时可选用以下两种方法：①用易燃的软布或软纸包住一枚铜钱或类似物品，将布或纸的四周折转向上约3厘米，便制成毽子形的点火架，然后置于吸拔部位，点燃布或纸角，也可将酒精棉球放在点火架顶端点燃。最后迅速将罐扣在应拔部位；②用不易燃、不传热、直径2～3厘米的物品，如胶木瓶盖、汽水瓶盖、木片、橘皮等，置于吸拔部位中心，再放一酒精棉球于其上，点燃后立即将罐扣上即可。

（6）弹簧架法：用1根直径0.5～1毫米的钢丝绕成弹簧状，放入火罐内，近罐底的一端扭成钩状，钩端部卷上一个棉球，悬挂在罐的中央。拔罐时，在棉球上滴几滴酒精，点燃后将罐扣在应拔部位即可吸住。此架可反复应用。

5.水罐法

即在罐内装入1/3～1/2的温水，闪火后迅速将水罐扣在治疗的穴位上或患处，此法适用于外感风寒、高热无汗、咳嗽、胃痛、风湿症、腰痛等。本法可起到机械和温热的双重刺激作用，对某些疾病有良好的效果，但要求施术者操作熟练，患者主动配合。另外，还有利用蒸汽加热竹罐的方法，现已不常用。

6.药罐法

煮药罐法的操作方法是：用纱布将中药包好放入砂锅内，加入适量的水煎煮。煎沸后，将竹罐或木罐放入煮3～5分钟，再将罐夹出，用干净的干毛巾迅速捂住罐口，以便吸取药液，降低罐口温度，保持罐内的温度。然后，趁热迅速将罐扣在患处或穴位上，手持罐稍加压按约半分钟，使之吸牢即可。

除煮药罐法外，药罐法还有贮药罐、酒药罐两种方法。贮药罐法是在抽气罐中装入1/2～2/3的药液，如紫苏水、生姜汁、风湿酒等，然后用注射器或抽气枪抽去空气，使罐吸拔于皮肤上。酒药罐法是将泡好的药酒滴入罐内，按前述火罐中的滴酒法操作。

7.针罐法

针罐法全称留针拔罐疗法，是用毫针刺入穴位并行针得气后留针，并以针刺处为中心进行拔罐。留罐10～15分钟，待皮肤红润、充血或瘀血时，将罐轻轻起下，然后将针起出。针罐法一般采用玻璃罐，这样可随时观察罐内皮肤的情况。在操作中应注意，针柄不宜过长，以免触及罐底陷入体内。如在胸背部施针罐法应特别注意，因为罐内的负压可使针所刺深度改变，从而引起气胸。还可针刺穴位"得气"后出针，不按压针孔，立即在出针的穴位上拔罐，并吸出少许血液或组织液。此法有针刺与拔罐的双重作用，可提高临床疗效，多用于单独拔罐疗效欠佳的顽固性痛痹，各种软组织急慢性损伤等症。用针罐法应该注意手法的掌握，防止滞针、断针。

8.刺血拔罐法

刺血拔罐法又称刺血拔罐法或血罐法，是刺血与拔罐相结合的一种临床常用的治疗方法。临床操作有两种方法：

（1）在刺血后再进行拔罐的一种手法，即在应拔部位的皮肤消毒后，用三棱针点刺出血或用梅花针在局部扣打后，再行拔罐，以加强刺血治疗的作用。此法多用于治疗丹毒、乳痈、跌打损伤致软组织损伤、瘀血等。一般留罐10~15分钟，起罐后用消毒干棉球擦净血迹，如有出血倾向，如血小板减少，患血友病、白血病患者，不可使用刺血拔罐。

（2）皮肤消毒后，用三棱针、粗毫针或平口小刀浅刺，刺激量分为轻刺、中刺、重刺三种。轻刺以皮肤红晕为度，中刺以微出血为度，重刺以点状出血为度。然后，在刺血处拔罐，留罐时间10~15分钟，以出血量5~10毫升为度。起罐后，用消毒棉球擦干渗血，3~6天治疗1次，5次为1个疗程。虚寒体质的患者不可使用此法。

9.挑痧拔罐法

挑痧拔罐法是拔罐与挑痧配合使用的一种疗法。使用时，先在选定的部位(经络穴位)拔罐(最好用走罐手法)。若留罐，时间应稍长、吸力应稍大，待皮肤上出现紫红或紫黑斑块后起罐，再在皮肤出现紫红或紫黑较明显处(一般此处皮下有硬节，或大或小)用消毒针挑刺。每个部位挑刺2~3下，以皮肤渗血、渗液为度。然后用消毒棉球拭干，亦可涂75%乙醇或碘酒。此法可用于中暑、郁痧、闷痧、感染性热病、风湿痹痛、痛经、神经痛等病症。

10.温罐疗法

温罐疗法指在留罐的同时，在治疗的部位上加用红外线、神灯、周林频谱仪等仪器照射，或用艾条温灸患部及罐体四周，以提高疗效，又可防止患者着凉。此法兼有拔罐和热疗的双重作用，多用于寒凉潮湿的季节，或有虚寒、寒湿的病症。

11.刮痧拔罐法

刮痧拔罐法是刮痧与拔罐配合使用的一种治疗方法。一般可先刮痧后拔罐，亦可先拔罐后刮痧，前者较为常用。使用时先在选定的部位(穴位)的皮肤上涂抹适量刮痧、拔罐润肤油(或乳)，用水牛角刮痧板进行刮痧，若与走罐法配合，刮拭皮肤时间应略短，皮肤出现红色即可并在其刮痧部位走罐；若与留罐法配合，刮拭时间可稍长，待皮肤出现红、紫或紫黑色时，再行留罐，留罐部位可以是穴位(包括阿是穴)，亦可是病灶点。一般认为，在病灶点处拔罐对疏通经络气血、调整脏腑功能等有明显作用。此法广泛用于颈椎病、肩周炎、腰椎间盘突出症、腰肌劳损、坐骨神经痛、哮喘、膝关节疼痛和屈伸不利、高血压、痤疮等病症，均有显著疗效。

12. 艾灸拔罐法

艾灸拔罐法是艾灸与拔罐配合使用的一种手法。一般是先在选定部位进行灸法，然后再拔罐，以艾灸的药物和温热作用来加强疏经通络、温经散寒，与拔罐同用可增强疗效。常用配合手法有以下几种：

（1）灸拔罐法：分直接灸与间接灸拔罐两种。直接灸即将艾绒搓捏成上尖底平的圆锥形的艾炷，直接放在皮肤上面施灸。间接灸是施灸时在艾炷与皮肤之间隔垫某些物质(如隔一姜片叫隔姜灸、隔一蒜片叫隔蒜灸、隔一附子饼叫附子饼灸等)。上述灸法都应在患者感觉皮肤发烫时，换艾炷或隔垫物再灸，以皮肤潮红但不烫伤为度，灸后再行拔罐。隔姜灸拔罐法多用于腹痛、受寒导致腹泻等证。

（2）艾卷灸拔罐法：分单纯艾卷灸与药条灸拔罐两种。用棉纸把艾绒裹起来做成圆筒形称为艾卷，艾卷内只有单纯艾绒称单纯艾卷或艾条，艾卷内除艾绒外加入药末而制成的艾条叫药条。将艾条(包括单纯艾条与药条)的一端点燃，对准施灸部位，另一端可用手或其他工具，如艾条支架等支持，燃端距皮肤0.5～1寸施灸，使患者局部有温热感而无灼痛感，一般每处灸5～10分钟，至皮肤稍起红晕为度。灸毕再行拔罐。艾灸拔罐法具有温经散寒作用，适用于风寒湿痹等证。

13. 按摩拔罐法

按摩拔罐法是指将按摩和拔罐相结合的一种拔罐方法。两者可先后分开进行，也可同时进行。特别是在拔罐前，根据病情先循经点穴和按摩，对于疼痛剧烈的病症及软组织劳损或损伤引起疼痛的患者，治疗效果十分显著。

按摩拔罐法主要为解结消灶、促进瘀斑吸收，以增加拔罐疗效。按摩拔罐法在临床多种病症中被广泛运用。

拔罐的操作流程 ⦿

1. 术前准备

（1）认真检查和询问病人，以确定是否是适应证，有无禁忌证，根据病情确定方案。

（2）检查应用药品、器材、罐具是否齐全，同时进行消毒，做好施术前的一切准备。

（3）对病人讲明施术过程中的注意事项，争取病人理解和配合，消除其恐惧心理，增强其治疗信心。

2.选择体位

拔罐体位正确与否，直接关系到治疗效果。正确的体位应使病人感到舒适，保持肌肉放松，充分暴露拔罐部位。通常采用的拔罐体位有如下几种。

（1）仰卧位：患者自然平躺于床上，双上肢平放于体侧，或屈曲搭于腹侧，双下肢自然分开，膝下可垫以软枕。此体位适用于头面、前额、胸腹、上肢内（外）侧，下肢前面、内（外）侧及手足部的穴位。

（2）俯卧位：患者自然伏卧在床上，胸前颊下可垫以软枕，踝关节下也可垫以软枕。此体位适用于头颈、肩背、腰骶及上下肢后侧的穴位。

（3）侧卧位：患者自然侧卧于床，双下肢屈曲，上面的前臂下可垫以软枕。此体位适用于头、面、肩、胸、上下肢外侧等，除与床接触以外的所有其他部位的穴位。

（4）坐位：患者坐于凳子上。此体位适用于头部、面部、项部、背部、上肢及膝部。

3.罐具选择

根据患者体质强弱、胖瘦、病情需要及部位面积的大小，选择大小适宜的罐具和罐型。

4.术前消毒

在治疗部位上，先用毛巾浸温开水洗净患部，再以干纱布擦干。如果施行针刺或刺血拔罐时，则必须以酒精或碘酒消毒，待皮肤干燥后再拔罐；如果待拔部位有毛发，则必须剃光毛发，为防止引火烧伤皮肤或造成感染，应行剃毛。

5.罐具预热

在秋冬季节或寒冷天气里拔罐，须将罐具用火烤或水烫进行预热，温罐时需注意只烘底部，使罐具稍高于体温为宜，不可烘烤口部，以防过热造成烫伤。

6.观察反应

罐具全部拔上后，要不断观察受术者的反应，如吸拔力太大产生疼痛，应适当放气减小吸拔力；若吸拔力太小负压不够，可起罐后再拔一次；如病人疼痛异常，出现头晕、恶心、心悸，或刺血拔罐出血过多时，必须立即起罐检查并处理。

7.拔罐时间

大型号罐吸力强大，每次可留罐5~10分钟为宜；中型罐吸力较强，留罐10~15分钟为宜；小型罐吸力较小，留罐15~20分钟为宜。

8.拔罐次数

每日或隔日1次，一般10次为1个疗程，中间休息3~5日。

9.起罐方法

抽气罐打开罐顶气阀即可。其他罐具起罐时要两手协作，一手轻按罐口附近的皮肤，一手扶持罐具，待空气缓缓进入罐内后，轻轻脱罐，切不可用力硬拔或让空气进入太快，以免损伤皮肤，产生疼痛。

10.起罐后处理

一般情况下无须处理。若因留罐时间较长，皮肤产生水泡时，可用消毒针刺破放水，擦涂甲紫药水防止感染；若用针罐法、刺血拔罐法时针孔出血，可用干消毒棉球压迫止血；若局部严重出血，下次不宜在此部位施拔。

拔罐的禁忌证 ◯

（1）本身凝血机制不好，有自发性出血倾向或损伤后不易止血的患者，不宜使用拔罐疗法。

（2）皮肤病皮损部位，传染性皮肤病、皮肤严重过敏、局部破损溃烂者不宜拔罐。

（3）外伤、骨折、静脉曲张、急性软组织损伤，大血管体表投影处、心尖搏动处及瘢痕处不宜拔罐。

（4）妊娠期女性的下腹部、腰骶部、乳房及合谷、三阴交、昆仑等穴位不宜拔罐。

（5）同一部位，不能天天拔罐。

（6）身体极度虚弱、形体消瘦、皮肤失去弹性而松弛者及毛发多的部位不宜拔罐。

（7）精神失常、精神病发作期、狂躁不安及破伤风、狂犬病等痉挛抽搐不能配合进行拔罐者不宜拔罐。

（8）恶性肿瘤患者不宜拔罐。

（9）活动性肺结核的患者，尤其是其胸腹部不宜拔罐。

（10）醉酒、过饥、过饱、过度疲劳者均不宜拔罐。

以上所列禁忌证并不是绝对禁用该法，在有的阶段，有的疾病可以配用该疗法治疗。

拔罐的注意事项

（1）拔罐时应保持室内空气清新、温度适中。防止患者受凉，冬季做好室内保暖，尤其对需宽衣暴露皮肤的患者应令其避开风口，以免受凉感冒。夏季应避免风扇直吹。

（2）注意清洁消毒。施术者双手、患者拔罐部位均应清洁干净或常规消毒，拔罐用具必须常规消毒。

（3）拔罐的工具必须保证边缘光滑，没有破损。

（4）在拔罐过程中，罐具适中，使罐拔得紧而又不过，当用罐数目较多时，罐具间的距离不宜太近，以免罐具牵拉皮肤产生疼痛或罐具互相挤压而脱落。

（5）要掌握手法轻重，由上而下走罐，并不时蘸植物油或水保持润滑，以免刮伤皮肤。

（6）拔罐期间注意询问患者的感觉。患者感觉拔罐部位发热、发紧、发酸、凉气外出、温暖舒适为正常得气现象；若感觉罐口紧、皮肤疼痛较明显或灼热，应及时取下罐重拔；拔罐后无感觉，为吸拔力不足，应重拔。

（7）如果发生晕罐现象，应立即让患者平卧，注意保暖。轻者服些温开水或糖水即可迅速缓解并恢复正常；重者则应针刺人中、内关、足三里、中冲等穴，或艾灸百会、中极、关元、涌泉等穴，一般也可很快缓解并恢复正常。

（8）拔罐后，根据患者的病情、皮肤情况，结合季节的不同，选取不同的留罐时间，病情轻、皮肤较嫩、夏季炎热之时，留罐时间应稍短；若病情较重、皮肤粗糙、冬季寒冷之时，留罐时间应相对稍长。

（9）拔罐时要选择适当体位和肌肉丰满的部位。体位不当、易移动、凹凸不平、生发较多的部位均不适宜。

（10）一般拔罐后，3小时之内不宜洗澡。

（11）若病情需要，可配合使用其他疗法，如针灸、推拿、药物等疗法，以增强疗效。

不同罐象的临床意义

（1）罐印紫黑而黯，一般表示体有血瘀，如行经不畅、痛经或心脏供血不足等；如印迹数日不退，常表示病程已久；如走罐出现大面积黑紫印迹时，则提示风寒所犯面积甚大。

（2）罐印发紫并伴有斑块，一般可表示有寒凝血瘀之证。

（3）罐印呈散紫点，深浅不一，一般提示为气滞血瘀之证。

（4）淡紫发青伴有斑块，一般以虚症为主，兼有血瘀，如在肾俞穴处呈现，则提示肾虚，如在脾俞部位则系气虚血瘀。此点常伴有压痛。

（5）罐印鲜红而艳，一般提示阴虚、气阴两虚。阴虚火旺也可出现此印迹。

（6）罐印呈鲜红散点，通常在大面积走罐后出现，并不高出皮肤。如系在某穴及其附近集中，则预示该穴所在脏腑存在病邪。

（7）吸拔后没有罐迹或虽有但起罐后立即消失，恢复常色者，则多提示病邪尚轻。

（8）罐印灰白，触之不温，多为虚寒和湿邪。

（9）罐印表面有纹络且微痒，表示风邪和湿症。

（10）罐体内有水气，表示该部位有湿气。

（11）罐印出现水泡，说明体内湿气重，如果水泡内有血水，是热湿毒的反映。

（12）拔罐区出现水泡，水肿水气过多者，揭示患气。

（13）出现深红、紫黑或丹痧，或触之微痛兼见身体发热者，提示患热毒证；身体不发热者，提示患瘀证。

（14）皮色不变，触之不温者，提示患虚证。

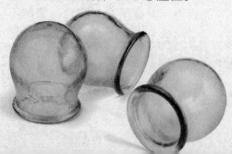

第 二 章

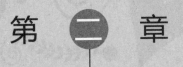

经络与保健穴位

JINGLUO YU BAOJIAN XUEWEI

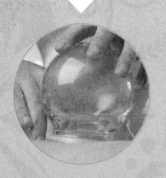

经络腧穴 〇

经络是经脉和络脉的统称，是人体运行气血、联络脏腑、沟通内外、贯串上下的通道，遍布全身内外，起着沟通五脏六腑、皮肉筋骨、四肢百骸等组织器官的作用。其中经脉是经络系统的主干，络脉是经脉的分支。

经络包括十二经脉、奇经八脉、十二经别、十五络脉等。

十二经别是十二经脉在胸腹及头部的内行支脉。十二经脉按其循行顺序分别为：手太阴肺经、手阳明大肠经、足阳明胃经、足太阴脾经、手少阴心经、手太阳小肠经、足太阳膀胱经、足少阴肾经、手厥阴心包经、手少阳三焦经、足少阳胆经和足厥阴肝经。十二经脉是经络系统的主体，所以称其为"正经"。

腧穴是指脏腑、经络之气输注于体表的部位。腧穴与经络、脏腑之间有着密切的关系，所以是拔罐、推拿、针灸等疗法的施术部位。根据腧穴的不同特点，可分为十四经穴、经外奇穴和阿是穴三类。

十四经穴，简称"经穴"，指分布于十二经脉和任、督二脉上的腧穴，是全身腧穴的主要部分。

经外奇穴，简称"奇穴"，是指十四经穴以外，有一定的穴名，又有明确的部位及治疗作用，但尚未归入十四经脉系统的腧穴。

阿是穴，又称"压痛点"，既无具体的名称，又无固定的位置，是以压痛点或其他反应点作为腧穴用以治疗的。

取穴方法 〇

1.骨度分寸定位法

骨度分寸定位法是以人体体表骨节标志测量全身各部的长度和宽度，并依此尺寸按比例折算作为取穴的标准。不论男女、老少、高矮、胖瘦，均可按照此标准测量。

前后发际间为12寸；眉心至前发际为3寸；从眉心至大椎穴18寸；大椎至后发际为3寸；两乳头间为8寸；胸骨体下缘至脐中为8寸；脐孔至耻骨联合上缘为5寸；肩胛骨内缘至背正中线为3寸；腋前（后）横纹至肘横纹为9寸；肘横纹至腕横纹为12寸；股骨大粗隆（大转子）至膝中为19寸；臀横纹至膝中作14寸折量；膝中至外裸尖为16寸；胫骨内侧髁下缘至内踝尖为13寸；膝中至外踝尖16寸；外踝尖至足底为3寸。

2.指寸定位法

以患者的手指为标准来定取穴位的方法称为"手指同身寸取穴法"，简称指寸定位法。因各人手指的长度和宽度与其他部位有着一定的比例，所以可用患者本人的手指来测量定穴。

（1）中指同身寸：是以患者的中指中节屈曲时内侧两端纹头之间作为1寸，可用于四肢部的直寸取穴和背部的横寸取穴。

（2）拇指同身寸：是以患者拇指指关节的横度作为1寸，亦适用于四肢部的直寸取穴。

（3）横指同身寸：又名"一夫法"，是令患者将食指、中指、无名指和小指并拢，以中指中节横纹处为准，四指横度作为3寸。

3.自然标志法

是取穴最常用、最方便、最准确的方法，是利用人体体表解剖学标志来确定穴位位置的方法，可分为以下两种：

（1）固定标志：是指人体各部骨节、肌肉形成的突起或凹陷、毛发、五官、指(趾)甲、乳头、脐窝等相对固定的标志，如在两眉之间取印堂穴、肚脐正中取神阙穴、鼻子尖端取素髎穴等。

（2）活动标志：指人体各部的关节、肌肉、肌腱、皮肤随人体活动而出现的空隙、凹陷、皱纹等，如曲池穴位于屈肘时肘横纹桡侧端，后溪穴位于握拳时掌横纹尺侧端，曲泉穴位于屈膝时腘窝横纹内侧端等。

走罐路线

走罐的方向是根据肌肉、神经走向及长期拔罐经验总结出来的。在有经络循行的地方，拔罐应沿着十二经循行线路方向行走，具体线路如下：

1.手太阴肺经走罐路线

走罐的方向是由中府穴、云门穴向少商穴方向划动，即由臂走手。以沿线侧出现红紫色瘀点为度。

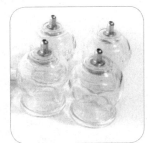

2.手阳明大肠经走罐路线

走罐的方向由手指商阳穴向上臂、上颈划动。以沿线侧出现红紫色瘀点为度。

3.手太阳小肠经走罐路线

走罐方向是从手指少泽穴起逐渐刮上手臂、走肩上头止于耳前的听宫穴、颧髎穴。以沿线侧出现红紫色瘀点为度。

4.手少阳三焦经走罐路线

走罐方向从手指关冲穴上行手臂至颈头部(不拔罐)。以沿线侧出现红紫色瘀点为度。

5.足阳明胃经走罐路线

走罐的方向是由头目部承泣穴下面颈入缺盆(此段不拔罐),拔罐线路经胸腹下入到下肢脚趾厉兑穴为止。以沿线侧出现红紫色瘀点为度。

6.足少阴肾经走罐路线

走罐的方向是由足底涌泉穴向上经腿肚、大腿及胸腹部至胸中俞府穴及彧中穴。以沿线侧出现紫红色瘀点为度。

7.足太阳膀胱经走罐路线

走罐的方向是由足趾至阴穴直上小腿、臀背,上行到头部至通天穴。以沿线出现红肿透斑为度。

8.足太阴脾经走罐路线

走罐的方向从隐白经上足背,上行腹胸直至腋前周荣穴、胸乡穴。以沿线出现红肿、瘀点为度。

9.手厥阴心包经走罐路线

走罐的方向是由手指末端的中冲穴经上手臂入腋下。以循经两侧出现紫红色瘀斑为度。

10.手少阴心经走罐路线

走罐的方向是由手指末端的少冲穴至神门穴,渐次经肘入腋窝。以刮拭至循经两侧出现红肿为度。

11.足少阳胆经走罐路线

走罐的方向由头至脚。以循经两侧出现红色瘀点为度。

12.足厥阴肝经走罐路线

走罐的方向由脚趾端大敦穴上行至腹中为止。以刮拭后循经线路出现红紫色瘀点为度。

13.任脉走罐路线

走罐的方向是由上至下，由承浆穴下行至会阴穴，以沿线两侧出现紫瘀为度。

14.督脉走罐路线

走罐的方向为由上至下，由百会穴下行至长强穴。以沿线侧出现红紫瘀点为度。

拔罐的取穴原则

1.就近取穴

即在病痛处拔罐。这是由于病痛之所以出现，是因为局部经络功能失调，如经气不通所致。在病痛处拔罐，就可以调整经络功能，使经气通畅，通则不痛，从而达到治疗疾病的目的。

2.远端取穴

就是在病痛处的远端拔罐。远端部位的选择是以经络循行为依据，刺激经过病变部位经络的远端或疼痛所属内脏的经络的远端，以调整经气，治疗疾病。如牙痛拔合谷穴，胃腹疼痛、颈椎疼痛拔足三里穴等。

3.特殊部位取穴

某些穴位具有特殊的治疗作用。因此，根据病变特点来选择拔吸部位。如：大椎穴、曲池穴、外关穴等有退热作用。如治疗发热时，可以在上述部位拔罐。内关穴对心脏有双向调节作用，如心跳过缓、过急可以选择此穴。

拔罐保健的八大穴位

1.百会穴

百会为督脉和足三阳经、肝经等多条经脉的交会穴，可治百病。常拔此穴对脑血管病的预防和治疗有明显效果。

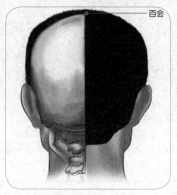

位置：正坐，后发际正中直上7寸（前后际正中直上5分），头部中线与两耳连线交点处。

作用：升阳固脱，醒脑开窍。

主治：头痛、眩晕、失眠、健忘、癫狂、失语、脑卒中、半身不遂、耳鸣、脱垂、阴挺、胃下垂、子宫脱垂。

2.大椎穴

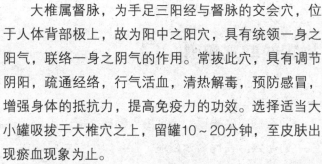
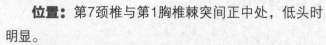

大椎属督脉，为手足三阳经与督脉的交会穴，位于人体背部极上，故为阳中之阳穴，具有统领一身之阳气，联络一身之阴气的作用。常拔此穴，具有调节阴阳，疏通经络，行气活血，清热解毒，预防感冒，增强身体的抵抗力，提高免疫力的功效。选择适当大小罐吸拔于大椎穴之上，留罐10～20分钟，至皮肤出现瘀血现象为止。

位置：第7颈椎与第1胸椎棘突间正中处，低头时明显。

作用：解表清热，截疟止痫。

主治：发热、头痛、咳嗽、气喘、咽炎、扁桃体炎、落枕、癫狂、癔症、中暑、风疹、自汗、盗汗。

3.内关穴

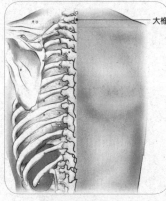

内关属手厥阴心包经的穴位，内关穴的真正妙用在于打开人体内在机关，有补益气血、安神养颜之功。常拔此穴，使心包经气血畅通，对心血管疾病的预防和治疗有重要作用，故被称为"救命穴"、"心脏穴"。宜选择小号罐吸拔，留罐10～20分钟，至皮肤出现红色瘀血现象为止。

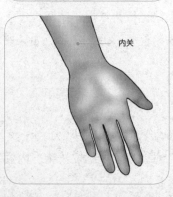

位置： 掌侧腕横纹上2寸，掌长肌腱与桡侧腕屈肌腱之间。

作用： 和胃降逆，宽胸理气。

主治： 心悸、心痛、胸闷、烦躁、气短、胃痛、呕吐、呃逆、眩晕、失眠、癫狂、卒中、热病、中暑、偏瘫、哮喘、偏头痛、手麻等。

4.合谷穴

合谷俗称"虎口"部位，属手阳明大肠经，位于大拇指和食指的虎口间，拇指、食指像两座山，虎口似一山谷，故名合谷穴。常拔此穴可保持大肠气血畅通，有利于毒物、废物排出，起到养颜、抗衰老的作用。宜选择小号罐吸拔，留罐10~20分钟。

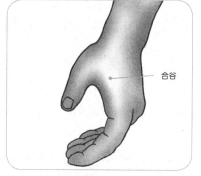

位置： 手背，第1、2掌骨之间，约平第2掌骨桡侧中点处。

作用： 镇静止痛，通经活络。

主治： 头痛、牙痛、咽喉肿痛、目赤生翳、鼻炎、面肿、口眼歪斜、聋哑、痄腮、指挛、臂痛、半身不遂、癫狂、发热、无汗、多汗、咳嗽、呕吐、便秘、痢疾、疟疾、痛经、闭经、滞产、小儿惊风、丹毒、疔疮等。

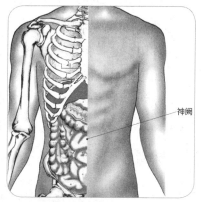

5.神阙穴

神阙穴位于脐中，是任脉重要穴位之一，位于命门穴平行对应的肚脐中。常拔此穴，可提高机体免疫力，对慢性疾病更适宜。留罐10~20分钟，负压不宜过大，至皮肤充血或轻度瘀血为止。

位置： 脐中。

作用： 收降浊气，回阳救逆，理气和肠。

主治： 中风脱证、昏厥、下痢、便秘、脱肛、小便不利、失禁、淋证、水肿、腹痛、不孕、身体虚弱等。

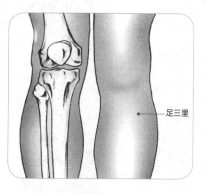

6.足三里穴

足三里属足阳明胃经，是一个强壮身心的大穴。常拔此穴有调节机体免疫力、增强抗病能力的作用。宜选择小号罐吸拔，留罐10～20分钟。

位置： 犊鼻穴(髌骨下缘，髌韧带外侧凹陷)下3寸。

作用： 调理脾胃，补中益气，通经活络，疏风活络，扶正祛邪。

主治： 胃系疾病、肠道病、肠痈、乳痈、疳积、头痛、眩晕、失眠、耳鸣、心悸、气短、气喘、虚劳、赢瘦、癫狂、卒中、痰多、下肢痿痹、半身不遂、膝胫疼痛、脚气、水肿等。

7.三阴交穴

本穴物质有脾经提供的湿热之气、有肝经提供的水湿风气、有肾经提供的寒冷之气，三条阴经气血交会于此，故名三阴交。常拔此穴可调补肝、脾、肾三经气血，对治疗内分泌失调，防治高血压、冠心病等效果显著。宜选择小号罐吸拔，留罐10～20分钟。

位置： 内踝尖直上3寸，胫骨后缘。

作用： 健脾和胃，调补肝肾，调经止带。

主治： 腹胀肠鸣，脘腹疼痛，饮食不化；经、带、胎、产诸病；男子遗精，阳痿、早泄，阴茎痛，疝气；水肿，小便不利，遗尿；脚气，下肢痿痹等。

8.涌泉穴

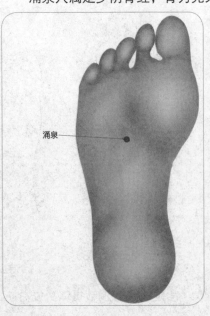

涌泉穴属足少阴肾经，肾为先天之本，主藏精，因此常拔此穴可疏通足少阴肾经的经气，使肾气充足旺盛，人体精力充沛，可以预防高血压、脑血管疾病。拔罐前宜先将脚用温水浸泡10～15分钟，以免皮硬掉罐，或拔罐后在罐的周围和皮肤接触处涂上拔罐密封油，起到密封作用。宜选择小号罐吸拔，留罐10～20分钟。

位置： 足心凹陷处，即足底中线前、中1/3交点处。

作用： 滋阴熄风，醒脑开窍。

主治： 昏厥、小儿惊风、头顶痛、眩晕、癫狂、精神病、咽喉病、舌干、咳嗽、哮喘、支气管炎、遗尿、尿潴留、大便难、足心热。

下 篇

第三章

内科疾病的拔罐疗法

NEIKE JIBING DE BAGUAN LIAOFA

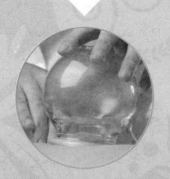

感冒 ○

　　感冒，又称"伤风"，是一种常见的外感性疾病，一年四季均可发病，尤以人体抵抗力低下及冬春两季气候骤变时发病较多。临床表现为鼻塞、流涕、咽痛、打喷嚏、怕冷，继发头痛、发热、咳嗽、全身酸痛等。

　　风寒感冒是因风吹受凉而引起的感冒。其症状主要表现为浑身酸痛、鼻塞流涕、咳嗽有痰、发热等。风热感冒是由风热之邪犯表、肺气失和所致。其症状表现为发热重、微恶风、头胀痛、有汗、咽喉红肿疼痛、咳嗽、痰黏或黄、鼻塞、流黄涕。

1. 风寒型感冒

　　[取穴] 大椎穴、风门穴、肺俞穴、曲池穴、印堂穴、太阳穴、合谷穴以及背部督脉、膀胱经循行部位。

　　[方法] 用火罐采取闪火法，对穴位施连续闪罐，以皮肤潮红为度，每日1次，或施以单纯火罐，留罐10～15分钟，每日1次。也可与贮水罐、药罐配合使用，留罐15～20分钟，每日1次。走罐法将润滑剂或药液涂在背部，在督脉及膀胱经循行部位连续走罐，至皮肤发红为度，每日施罐1次。

2. 风热型感冒

　　[取穴] 取大椎穴、肺俞穴、风池穴、尺泽穴。

　　[方法] 用刺血拔罐法，首先以三棱针在穴位上进行点刺，至出血为度，然后将罐立即吸拔在点刺的部位上，留罐20分钟，起罐后将拔罐部的血液用消毒棉球擦净，每日1次。亦可用银翘散、桑菊饮药水煮罐，对穴位施以药罐。

小贴士

　　感冒初期饮食应素净、清淡，禁食生冷、油腻，如果是温热之邪，初期正在清解阶段，亦当忌食生冷，一旦热邪不去，留壮热，继而口渴、烦躁、大便秘结，此时反需水果相助，可频服梨汁、橘汁、西瓜汁、粳米汤、绿豆汤等，切忌过食生冷、油腻之品。

发热 〇

　　发热是指体温升高超过正常范围。一般认为，正常健康人的体温保持在36.2～37.2℃，低热是指体温在37.4～38℃，中等热度是指体温在38.1～39℃之间，高热是指体温超过39.1℃。

　　外感发热即平时因伤风受凉、受热引起的发热，起病急，多表现为热势较高，并伴有感冒症状。

　　虚热则是因患者体质虚弱，身体总的调节功能紊乱而出现以低热或自觉发热为主，且发作不定时，病程长。

　　[取穴] 太阳穴(双侧)、大椎穴、曲池穴、委中穴。

　　[方法] 一次取穴2～3处，三棱针点刺后，加拔火罐，留罐5分钟，待罐内血液部分凝结时取罐。并用无菌干棉球擦净血液。

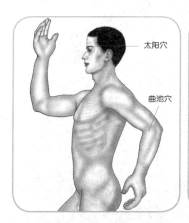

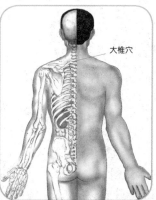

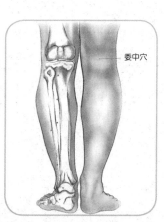

　　小贴士

　　1.发热应供给充足的水分。

　　2.供给适量的热量及蛋白质，且饮食应以流质、半流质为主；忌多吃鸡蛋、多喝茶。

　　3.忌生冷油腻的食物。

　　4.应补充蛋白质及各种维生素。

偏头痛

偏头痛是最常见的反复发作的一种头痛病。现代医学认为，本病与颅脑血管舒缩功能失调有关，常因体内的一些生化因素和激素变化而引起发作。本病多有家族遗传史，而且多见于女性，往往在青春期呈周期性发作，发作频度因人而异。本病归属于祖国医学的"头痛"范畴。其病因、病机为肝失疏泄，肝阳上亢，上扰清窍。

据调查研究表明，偏头痛患者比平常人更容易发生大脑局部损伤，进而引发卒中。其偏头痛的次数越多，大脑受损伤的区域越大。

[取穴] 太阳穴、颊车穴、风池穴、风门穴、肝俞穴、胆俞穴、肾俞穴、阴陵泉穴（见98页图）。

[方法] 找出偏头痛的具体痛点或压痛点，取颊车穴、太阳穴、风池穴、风门穴，刺血拔罐；其他各穴亦随病情择1～2处，留罐5～10分钟。

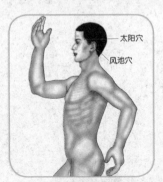
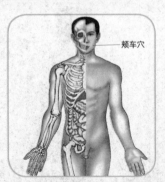
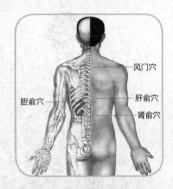

太阳穴
风池穴
颊车穴
风门穴
胆俞穴
肝俞穴
肾俞穴

小贴士

1.多食用含镁丰富的蔬菜、水果，以增加大脑中的镁含量。包括:小米、荞麦面等谷类，黄豆、蚕豆、豌豆等豆类及豆制品以及雪里红、冬菜、冬菇、紫菜、桃子、桂圆、核桃、花生等。

2.勿食过量咖啡，冰淇淋，勿饮酒过多。

3.据专家统计，容易诱发头痛的食物排行分别是：巧克力、酒精饮料、生乳制品、柠檬汁、奶酪、红酒、熏鱼、蛋类。饮食要节制，不要饮酒和吸烟。

牙痛

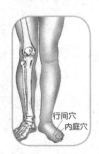

牙痛是口腔科最常见的病症之一。龋齿、牙周炎、牙髓炎等一般遇到冷、热、酸、甜刺激时尤为明显。牙痛主要由龋齿、急性根尖周围炎、牙周炎、智齿冠周炎、牙本质过敏等引起。

中医学认为，牙痛有虚实之分，实痛多由胃火引起，伴有口臭、便秘等症；虚痛多由肾虚所致，伴有齿浮、神疲乏力等。

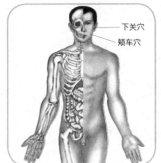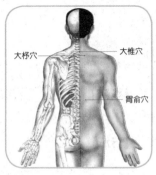

[取穴] 下关穴、颊车穴、风池穴（见32页图）、大椎穴、大杼穴、胃俞穴、合谷穴（见37页图）、内庭穴、行间穴。

[方法]

(1)火罐法：用投火或闪火法将罐吸附于大椎穴、风池穴、颊车穴、合谷穴，或用抽气罐法。

(2)针罐法：先行针刺下关穴、大椎穴、胃俞穴、内庭穴、行间穴，待得气后留针，再用火罐法或抽气罐法将罐吸附于穴位。

(3)刺血拔罐法：先对合谷穴、颊车穴、胃俞穴、下关穴进行消毒，之后用三棱针在各穴点刺2~3下，再用闪火法将罐吸拔于点刺部位。

(4)走罐法：沿背部足太阳膀胱经的大杼穴至胃俞穴，自上而下走罐，以皮肤潮红为度。

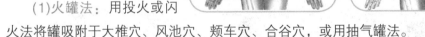 小贴士

1.止痛药是治疗牙痛的常用药物，而误用于孕妇及溃疡病患者，会引起不良的后果。

2.三叉神经痛、颞颌关节功能紊乱常被误作牙痛而延误治疗。

3.患者应积极治疗原发病，如龋齿、牙周炎等疾病。

4.在急性炎症期要及时口服抗生素。

耳鸣 〇

耳鸣是指患者在耳部或头部的一种声音感觉。引起耳鸣的原因较多，各种耳病均可发生耳鸣。

耳鸣音常为单一的声音，如蝉鸣声、蒸汽机声、嘶嘶声、铃声、振动声等，有时也可为较复杂的声音，可以是间歇性，也可能为持续性，响度不一。一些响度较高的持续性耳鸣常常令人寝食难安。

中医学认为耳鸣多为暴怒、惊恐、胆肝风火上逆，以至少阳经气闭阻所致，因外感风邪，壅遏清窍，或肾气虚弱，精气不能上达于耳而成，有时还耳内作痛。

[取穴] 听宫穴、听会穴、翳风穴、肾俞穴、命门穴、少泽穴、中渚穴、足三里穴、太冲穴。

[方法] 取上穴，以留罐法吸拔穴位，留罐10分钟，隔日1次。

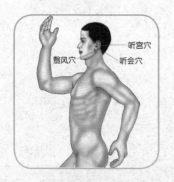
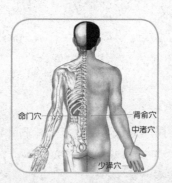
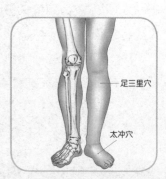

---------------------- 小贴士 ----------------------

老人耳鸣的自我疗法：

1.屏气法。定息静坐，咬紧牙关，以两指捏鼻孔，怒睁双目，使气窜入耳窍，至感觉有轰轰声为止。每日数次，连做2~3天。

2.搓掌法。坐定搓掌心50次，趁掌心热时紧按双侧耳门。如此6次，连做2~3日，治疗时要心情淡然清净，方能奏效。

耳聋 〇

耳聋是不同程度听力减退症状的总称，为耳科临床常见病。临床上常将耳聋分为轻度、中度、重度和全聋四级。

轻度耳聋者，远距离听话或听一般距离低声讲话感到困难；中度耳聋者，近距离听话感到困难；重度耳聋者，只能听到很大的声音，可听见在耳边喊叫的高声；全聋者，完全不能听到声音。

[取穴] 耳门穴、听宫穴、翳风穴、听会穴、脾俞穴、肾俞穴、外关穴、中渚穴、阳陵泉穴、足三里穴、三阴交穴、太溪穴、侠溪穴。

[方法] 取上穴，以单纯火罐法吸拔穴位，留罐10分钟，隔日1次。

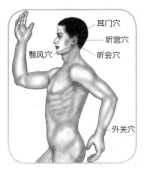
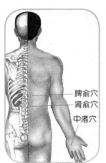
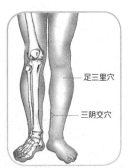
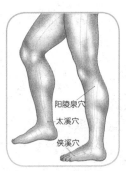

小贴士

突发性耳聋的病人应在家安心静养，尤应避免接触噪声或过大的声音。保持家庭环境整洁，病人心情舒畅，才有利于疾病康复。有一部分突发性耳聋的病人可能与感冒有间接关系，故预防感冒可减少一个发病因素；勿过度劳累，做到起居有时，饮食定量。

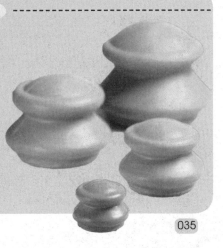

睑腺炎

　　睑腺炎俗称"偷针眼"，是眼睑腺体受葡萄球菌感染所致的急性化脓性炎症。睑腺炎分内、外两种。睫毛毛囊周围皮脂腺的急性化脓性炎症称外睑腺炎；睑板腺的急性化脓性炎症称内睑腺炎。临床症状为：初期眼睑痛痒，睫毛毛囊根部皮肤红肿，有状如麦粒硬结，睑缘有水肿。继则红肿、热痛加剧，拒按。轻者数日消散，重者化脓破溃，排脓后自愈。一般分为风热外袭、热毒上攻两型。

1.风热外袭型

　　[取穴] 太阳穴、颊车穴、风池穴、风门穴、肝俞穴、胆俞穴、肾俞穴、阴陵泉穴。

　　[方法] 取颊车穴、太阳穴、风池穴、风门穴，刺血拔罐；其他各穴亦随病情择1~2处，留罐5~10分钟。

2.热毒上攻型

　　[取穴] 太阳穴、耳尖穴、大椎穴、曲池穴。

　　[方法] 太阳、耳尖两穴用三棱针点刺出血，出血量以2~3毫升为宜，大椎、曲池两穴用梅花针轻叩刺，以皮肤微微出血为度，之后拔罐，以有较多血点冒出皮肤为度。每日1次，3次为1疗程。

小贴士

睑腺炎患者的家庭护理：

　　1.本病早期诊断，早期治疗，效果较好；患处切勿用手挤弄，防止炎症扩散引发其他部位的疾病。

　　2.治疗期间注意饮食调节，食物宜清淡，忌食辛辣有刺激性的食物，戒除烟酒，多休息。

　　3.平时应注意眼部卫生，增强体质，防止发病。

鼻出血 〇

鼻出血可由外伤引起，也可由鼻病引起，如鼻中隔弯曲、鼻窦炎、肿瘤等；有些全身疾病也是诱因，如高热、高血压等；妇女内分泌失调，在经期易引起鼻出血，称为"倒经"；天气干燥、气温高也可引起鼻出血。鼻出血多见一侧发生，少的仅在鼻涕中带有血丝，多的则从一侧鼻孔流出鲜血，甚至从口中和另一侧鼻孔同时流出鲜血。鼻出血易引起患者紧张，但越紧张，出血越严重。一般分为肺热和胃热两型。

[取穴] 大椎穴、尺泽穴、孔最穴、合谷穴、少商穴。

[方法] 尺泽穴、少商穴用三棱针点刺出血，出血量以2～3毫升为宜。大椎穴、孔最穴、合谷穴用闪罐法，每穴闪罐20～30次，每日1次，2次为1疗程。

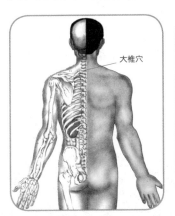

大椎穴

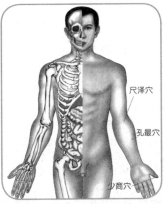

尺泽穴

孔最穴

少商穴

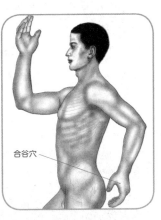

合谷穴

小贴士

食疗小验方：

1.黄花菜瘦肉汤：黄花菜30克(干品，浸泡洗净)，瘦猪肉100克，蜜枣2枚，同入锅内，加水适量，慢火熬制1小时，以盐调味后即可食用。有清热平肝、润燥、止鼻血之效。

2.鲜藕汁饮：鲜藕300克，洗净，磨烂挤汁后50~100毫升；每次50毫升，用少量白糖调匀，炖至滚烫后服用。有清热解暑，凉血止血之效。

鼻窦炎

鼻窦炎又称鼻渊或脑漏，是一种常见疾病。上颌窦、筛窦、额窦和蝶窦的黏膜发炎统称为鼻窦炎，其中以上颌窦炎和筛窦炎最常见，常由感冒引起，有急性和慢性之分。

急性鼻窦炎表现为鼻塞，流脓性鼻涕，畏寒，发热，头痛，全身不适，食欲减退，嗅觉减退或消失等。慢性鼻窦炎表现为鼻塞，流黏、脓性鼻涕，嗅觉减退等。

[**取穴**] 大椎穴、风门穴、身柱穴、肺俞穴、肝俞穴、中脘穴、太渊穴、合谷穴、丰隆穴。

[**方法**]

(1)火罐法：用投火或闪火法将罐吸附于大椎穴、身柱穴、肺俞穴、合谷穴；或用抽气罐法。

(2)针罐法：先行针刺大椎穴、身柱穴、风门穴、肺俞穴、中脘穴、丰隆穴，得气后留针，用火罐或抽气罐法将罐吸附于穴位。

(3)刺血拔罐法：先对大椎穴、肺俞穴、肝俞穴、太渊穴进行消毒，后用三棱针在各穴点刺2~3下，再用闪火法将罐吸拔于点刺部位。

小贴士

1.平时注意鼻腔卫生，养成早晚洗鼻的良好卫生习惯。

2.注意擤涕方法。鼻塞多涕者，宜按塞一侧鼻孔，稍稍用力外擤。之后交替而擤。鼻涕过浓时以盐水洗鼻，避免伤及鼻黏膜。

3.鼻窦炎急性发作时，应多加休息。卧室应明亮，保持室内空气流通。但要避免直接吹风及阳光直射。

4.慢性鼻窦炎者，治疗要有信心与恒心，注意加强锻炼以增强体质。

5.忌食烟、酒、辛辣食品。

6.保持性格开朗，精神上避免刺激，同时注意不要过劳。

7.每日早晨可用冷水洗脸，可以有效增强鼻腔黏膜的抗病能力。

慢性鼻炎

　　慢性鼻炎是指鼻腔黏膜及黏膜下层的慢性炎症。慢性鼻炎主要是因急性鼻炎反复发作或失治而造成。此外，慢性扁桃体炎、鼻中隔弯曲、鼻窦炎及邻近组织病灶的反复感染，有害气体、粉尘、花粉等长期刺激，皆可引发本病。主要症状有：突发性鼻痒、连续喷嚏、鼻塞流涕、分泌物增多、嗅觉减退、咽喉干燥、伴有头痛、头晕等。一般分为风邪犯肺和胆经热盛两型。

1.风邪犯肺型

　　[取穴] 印堂穴、风池穴、风门穴、曲池穴、合谷穴。

　　[方法] 采用艾灸拔罐法。用艾条对上述各穴行温和灸15分钟，以皮肤感觉温热、舒适为度，之后每穴(除印堂穴外)闪罐20～30次，每日1次，5次为1疗程。

2.胆经热盛型

　　[取穴] 上星穴、迎香穴、风池穴、胆俞穴、曲池穴、侠溪穴。

　　[方法] 采用刺血拔罐法。用梅花针对上述各穴进行轻叩刺，以皮肤发红或微微出血为度，之后在风池、胆俞、曲池穴上拔罐，留罐5分钟，每日1次，2次为1疗程。

小贴士

　　1.不宜吃羊肉、辣椒，忌饮酒。

　　2.不宜吃萝卜；宜吃山药等食物。

　　3.干燥性或萎缩性鼻炎，不宜吃辛辣、燥热食物；宜多吃水果、蔬菜、蜂蜜等食物。

　　4.肥大性鼻炎，不宜食用寒冷、滋腻食物，如肥肉、蟹、田螺、河蚌、海味及多盐食品。

　　5.萎缩性鼻炎不宜抽烟和食用辣椒、饮酒、吃火锅等上火、生冷、辛辣食物。

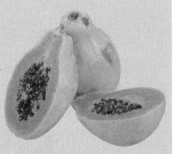

过敏性鼻炎

过敏性鼻炎又称变态反应性鼻炎，是发生在鼻腔黏膜上的变态反应性疾病，有常年性发作和季节性发作两种类型，前者较常见。或发生于任何年龄，但青少年较常见。发病原因是曾接触各种特异性变态原，如尘螨、真菌、花粉、工业粉尘、化妆品、油漆、动物羽毛、皮毛、酒精、鸡蛋、鱼虾、牛奶、豆类、面粉等。

过敏性鼻炎患者常常突然出现阵发性鼻内发痒，连续打喷嚏，流大量清涕，鼻堵，并反复发作，常伴嗅觉减退或有其他过敏现象出现、鼻黏膜潮湿水肿，有时有咳嗽、寒热等感冒症状。喷嚏以清晨和睡醒最严重。鼻堵严重时应张口呼吸，由于夜里鼻涕流向鼻咽部，所以引发反复咳嗽或清嗓。鼻堵常随体位变动而改变，如左侧卧则左鼻堵而右鼻通，右侧卧则右鼻堵而左鼻通，是鼻炎的特征性表现。

[取穴] 迎香穴、风池穴、风门穴、肺俞穴、脾俞穴、太渊穴、足三里穴。

[方法] 发作期时，先行针刺风池穴、迎香穴、肺俞穴、脾俞穴、太渊穴、足三里穴，得气后留针，然后用火罐或抽气罐法将罐吸附于肺俞穴、脾俞穴、足三里穴位上；缓解期时，取双侧风门穴、肺俞穴、足三里穴、脾俞穴，用火罐或抽气罐法将罐吸附于穴位上。

--------------------------------- 小贴士 ---------------------------------

1.应经常参加体育锻炼，以增强抵抗力。

2.注意不要骤然进出冷热悬殊的环境。

3.常做鼻部按摩，如长期用冷水洗脸。

4.已知致敏原者，尽量避免接触致敏物。

5.季节性发作，应提前1周进行预防。

6.发作期间，要注意保暖，防止着凉。

急性结膜炎

急性结膜炎也称传染性结膜炎，多由细菌和病毒感染引起。起病急，传染性强，为接触性传染，易形成流行。多发于春秋季节。俗称"火眼病"或"红眼病"。

临床主要表现为眼部红、肿、热、痛，怕光，流泪，有异物感，结膜充血，分泌物增多，早晨起床时上下眼睑常被分泌物粘住。

[取穴] 太阳穴、大椎穴。

[方法] 采用刺血拔罐法，对局部皮肤进行常规消毒后，用三棱针刺破表皮，用闪火法在点刺部位加拔火罐。大椎穴点刺放血后，开始出血紫暗，放至鲜红为尽，一般出血量以3~4毫升为宜；太阳穴也可采用水罐

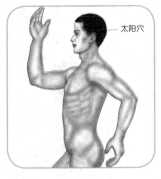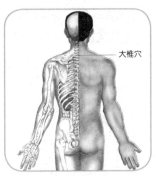

法，用带铝盖的青霉素小瓶去掉底部磨光，里面装入75%浓度的酒精3~5毫升，扣在穴位上，用注射器针自橡皮塞一端刺入小瓶内，抽尽空气，小瓶即紧贴在皮肤上。闭目休息30分钟后取下，每日1次，多数患者2~3次即愈。

小贴士

1.注意保持眼部的清洁卫生，及时擦去眼部分泌物。

2.避免不必要的串门和聚会，少去公共场所。

3.戒除烟酒等不良嗜好，忌食辛辣食物及牛、羊肉等。

4.接触病人后要洗手；病人用过的毛巾、手帕、脸盆等应隔离，并煮沸消毒。

5.加强游泳池管理，急性结膜炎患者不得进入；游泳后应滴消炎眼药水以预防感染。

慢性咽炎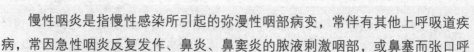

慢性咽炎是指慢性感染所引起的弥漫性咽部病变，常伴有其他上呼吸道疾病，常因急性咽炎反复发作、鼻炎、鼻窦炎的脓液刺激咽部，或鼻塞而张口呼吸，均可导致慢性咽炎的发生。

慢性咽炎有咽部不适、干、痒、痛、热、异物感，声音嘶哑，刺激性咳嗽，咽部分泌物增多等症，早晨刷牙时易出现恶心、干呕等现象。

[取穴] 廉泉穴、扶突穴、天突穴、肺俞穴、肾俞穴、尺泽穴、太渊穴、合谷穴、三阴交穴（见35页图）、太溪穴、照海穴（见103页图）。

[方法] 取上穴，以留罐法吸拔穴位，留罐10～15分钟，每日1次。

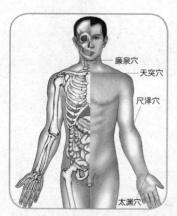
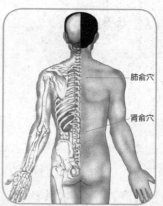
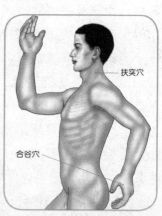

------------------------------ 小贴士 ------------------------------

1.多摄入富含胶原蛋白和弹性蛋白的食物，如猪蹄、猪皮、蹄筋、鱼类、豆类、海产品等，有利于慢性咽炎损伤部位的修复。

2.多摄入富含B族维生素的食物，如动物肝脏、瘦肉、鱼类、新鲜水果、绿色蔬菜、奶类、豆类等，有利于促进损伤部位的修复，并消除呼吸道黏膜的炎症。

3.少吃或不吃煎炸、辛辣刺激性食物，如油条、麻团、炸糕、辣椒、大蒜、胡椒粉等。

扁桃体炎

扁桃体炎为腭扁桃体的非特异性炎症，有急、慢性之分。急性扁桃体炎多见于10~30岁之间的青年人，好发于春秋季节，通常与急性咽炎同时发生，主要由细菌感染引起，常见致病菌为溶血性链球菌、葡萄球菌和肺炎双球菌。细菌通过空气飞沫、食物或直接接触而传染。

慢性扁桃体炎多由扁桃体炎的急性反复发作或隐窝引流不畅，细菌在隐窝内繁殖而导致，也可继发于某些急性传染病，如猩红热、麻疹、白喉等。

扁桃体炎中医上称为"乳蛾"或"喉蛾"，中医认为外感风热毒邪是本病发生的主要原因。本病急性者多为风火热毒之症，慢性者多属阴亏燥热之候。

[取穴] 大椎穴、风门穴、身柱穴、肺俞穴、心俞穴、肝俞穴、曲池穴、外关穴、合谷穴。

[方法]

（1）火罐法：用投火或闪火法将罐吸附于大椎穴、肺俞穴、身柱穴、曲池穴，亦可用抽气罐法吸附于上述穴位。

（2）针罐法：先行针刺大椎穴、风门穴、肝俞穴、合谷穴，得气后留针，用火罐或抽气罐法将罐吸附于穴位上。

（3）刺血拔罐法：先对大椎穴、肺俞穴、心俞穴、外关穴进行消毒，后用三棱针在各穴点刺2~3下，再用闪火法将罐吸拔于点刺部位。

小贴士

1.患者应注意休息，室内温度不宜过高，以感觉不冷为宜，空气要新鲜，不要在室内抽烟，减少咽部刺激。

2.注意口腔卫生，多喝开水，以补充体内水分。

3.注意加强饮食营养，增强体质，提高机体抵抗力。

4.在拔罐过程中，如果患者出现体温突然升高、腹痛，或出现休克的早期症状，应尽快去医院治疗。

支气管哮喘

支气管哮喘是一种过敏性疾病，青少年为易感人群，并在春秋季或遇寒时发作。临床表现为反复发作的胸闷、咳嗽、呼吸困难，呼气时会发出哮鸣音。本病病因复杂，粉尘、花粉、螨虫、动物皮毛、鱼虾、药物、刺激性气体、细菌或病毒感染、寄生虫、气候急剧变化、精神紧张、过度疲劳等因素都可诱发哮喘。

中医认为肺为气之主，肾为气之根。当哮喘病发作时，肺道不能主气，肾虚不能纳气，则气逆于上，而发于喘急。脾为生化之源，脾虚生痰，痰阻气道，故见喘咳，气短。因此，哮喘病是肾、肺、脾，三虚之症。

1. 发作期

[取穴] 风门穴、肺俞穴、大椎穴、膻中穴、尺泽穴、定喘穴。

[方法] 本病发作期属寒饮者，取风门穴、肺俞穴、大椎穴、膻中穴，施以留罐法、贮药罐法(方药用止嗽散：桔梗、甘草、白前、橘红、百部、紫菀煎煮取汁备用)，留罐10分钟，每日1次。属痰热者，先以定喘穴行闪罐5~6次，以皮肤发红为度，然后取肺俞穴、膻中穴、尺泽穴施行刺血罐法，以三棱针在穴位点刺穴位后，迅速用罐吸拔，留罐10分钟，各穴交替吸拔，每日1次。

2. 缓解期

[取穴] 大椎穴、风门穴、肺俞穴、身柱穴、膻中穴、中府穴、关元穴、肾俞穴、脾俞穴、足三里穴及背部督脉和膀胱经循行部位。

[方法] 缓解期可在背部督脉和膀胱经循行部位进行走罐，至皮肤紫红为度，亦可在上述穴位进行留罐法吸拔，或用贮水罐、水气罐留罐，每次10分钟，每日1次。亦可在留罐法吸拔后，在吸拔的穴位上涂抹参龙白芥膏；还可以采用刺血留罐，取大椎穴、肺俞穴、脾俞穴、肾俞穴或身柱穴、关元穴、膻中穴、中府穴，先以三棱针点刺穴位后，立即用罐吸拔，留罐10分钟，每日1次。

小贴士

支气管哮喘患者的饮食宜清淡，不宜食用过咸、过甜的食物，不宜吃得过饱，忌生冷、酒、辛辣等刺激性食物。饮食要保证各种营养素的充足和平衡，应多吃含抗氧化营养素的食物，如β-胡萝卜素、维生素C、维生素E及微量元素硒等。

急性支气管炎 ○

急性支气管炎是由于细菌或病毒感染、物理化学因素刺激、过敏反应等因素所引起的支气管黏膜的急性炎症，常发生于上呼吸道感染之后。此外，冷空气、刺激性气体、粉尘、烟雾的吸入以及过敏反应等都可以引起本病。着凉、疲乏劳累、淋雨等是常见的诱发因素。

急性支气管炎起病急骤，大多数患者先有上呼吸道感染症状，如鼻塞、流鼻涕、咽部痒痛、声音嘶哑、怕冷、发热、头痛、全身酸痛无力等。接着出现频繁的刺激性干咳及胸骨后疼痛，2~3天后咳出黏液样或黏液脓性痰。清晨和傍晚时咳嗽严重，也可能整日咳嗽。咳嗽剧烈时会引起恶心、呕吐等。严重者由于呼吸道黏膜充血、肿胀及支气管痉挛，可出现呼吸困难、哮喘等症状。一般分为风寒束肺型、风燥伤肺型和风热犯肺型三种。

1. 风寒束肺型

[取穴] 定喘穴（见119页图）、肺俞穴（见42页图）、天突穴、膻中穴、丰隆穴（见69页图）。

[方法] 采用药罐法，将半夏、橘红、茯苓、桔梗、前胡、厚朴、白果、苏子、甘草各30克，用纱布包好，加水3 000毫升，煎煮30分钟左右至药性煎出后，再将竹罐放入药液中，煮5~10分钟，用镊子夹出，甩出药液，擦干罐口，吸拔于所选穴位上，手持竹罐稍加按压1分钟，待竹罐吸牢即可，留罐10~20分钟，至皮肤出现瘀血现象为止。每日1次，10次为1个疗程。

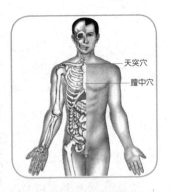

2.风燥伤肺型

[取穴] 身柱穴、肺俞穴、中府穴。

[方法] 采用药罐法，取桑叶12克，淡豆豉9克，杏仁9克，浙贝母9克，南沙参9克，梨皮6克，山栀9克，加入适量水煎煮成药液，再将竹罐放入药液中，煮5~10分

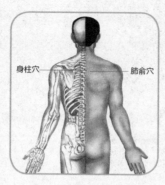
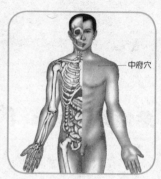

钟后捞出，甩去药液，擦干罐口，吸拔于所选穴位上，留罐5~10分钟，隔日1次。

3.风热犯肺型

[取穴] 大椎穴、肺俞穴。

[方法] 采用药罐法，取桑叶12克，菊花9克，薄荷9克，连翘4克，桔梗6克，杏仁10克，甘草3克，加入适量水煎煮成药液，再将竹罐放入药液中，煮5~10分钟后捞出，甩去药液，擦干罐口，吸拔于所选穴位上，留罐5~10分钟，隔日1次。

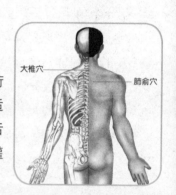

小贴士

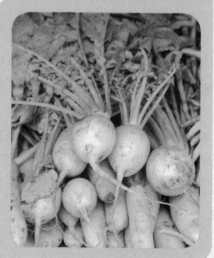

1.醋豆腐方：醋50毫升，豆腐300克，植物油30克，盐适量，葱花少许。将油烧热后倒入葱花，加少许盐，而后倒入豆腐，将豆腐压成泥状后翻炒，加醋，再加少许水继续翻炒，趁热起锅即可食用。

2.萝卜汁炖麦芽糖：取新鲜白萝卜适量，洗净捣烂，榨汁1碗，加入麦芽糖，置蒸锅内隔水炖15~20分钟，即可食用。每日分数次，随量热饮，连用3~5日。

慢性支气管炎

慢性支气管炎简称慢支，是常见病、多发病，系由急性支气管炎未及时治疗，经反复感染，长期刺激，如吸烟、吸入粉尘、病毒细菌感染、机体过敏、气候变化、大气污染等诱发因素导致而形成。

主要症状为反复慢性咳嗽、咯痰、伴有气喘等。如连续数年而未排除肺心病疾患的病人，容易并发阻塞性肺气肿和肺原性心脏病，严重的还会影响日常工作、生活，甚至危及生命。发病期可从3月至数年不等。50岁以上发病率较高，高寒地区尤为多见。

中医认为，有风寒、风热、燥火、七情伤感，脾虚不运，温痰浸肺，阴虚火灼，肺失宣降，气逆于上而咳喘咯痰，易形成慢性支气管炎。

[取穴] 肺俞穴、心俞穴、天突穴、膻中穴、神阙穴。

[配穴] 哮喘者（表现为哮喘）加大椎穴、定喘穴；脾虚者（表现为神疲乏力，食欲不振，大便稀薄）加脾俞穴、足三里穴、丰隆穴；肾虚者（表现为腰膝酸软，倦怠乏力）加肾俞穴、膏肓穴。

[方法] 采用药罐法，取白芥子、细辛、甘遂、吴茱萸、苍术、青木香、川芎、雄黄、丁香、肉桂、皂角各等份，红参1/10份，每10克用海马1条，研成细末，使用前加适量麝香、冰片密封保存。每次选3~4个穴位，先用闪火法拔罐，起罐后，将药粉用鲜姜汁调成糊状，做成直径为1厘米的圆饼，贴在穴位上，用胶布固定，20分钟后取下。

小贴士

1.慢性支气管炎患者应戒烟，不要接触粉尘、烟雾和刺激性气体。

2.平时加强身体锻炼，增强体质，并注意气候变化，冬季和初春注意胸背部保暖，以避免感冒。

3.患病期间饮食应清淡，尽量不要吃生冷、油腻及刺激性食物，不要喝酒。

高血压病

    高血压病是以体循环动脉血压增高为主的全身性慢性疾病。本病起病隐匿、病程进展缓慢，早期可出现头痛、头晕、头胀、耳鸣、眼花、失眠、健忘、注意力不集中、胸闷、乏力、心悸等症状。长期高血压病易并发心、脑、肾器官的损害。

    临床根据高血压病的严重程度以及对心、脑、肾器官损害的程度，将本病分为轻、中、重三度或1、2、3级。

    轻度高血压病(1级)：血压在18.7～21.2／12.0～13.2千帕，临床上没有心、脑、肾并发症。

    中度高血压病(2级)：血压在21.3～23.8／13.3～14.5千帕，伴有1项或1项以上(心、脑、肾)的损伤，但其功能尚可代偿。

    重度高血压病(3级)：血压大于等于24.0／14.7千帕，伴有1项或1项以上(心、脑、肾)的损伤，且功能丧失。

    [取穴] ①大椎穴、肝俞穴、心俞穴、灵台穴、脾俞穴、肾俞穴；②第7颈椎至骶尾部督脉及其两侧膀胱经内侧循行线、曲池穴、足三里穴或三阴交穴。

    [方法] 取①组穴施以刺血罐法，先用三棱针点刺或皮肤针叩刺各穴，然后施用闪火法将罐具吸拔在叩刺的穴位上，留罐10～15分钟，隔日1次。或取②组穴，先将润滑剂涂抹在背部，然后走罐至皮肤紫红，再在曲池穴、足三里穴或三阴交穴施以留针罐法吸拔于穴位上，留罐10～15分钟，每日或隔日1次。

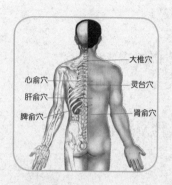
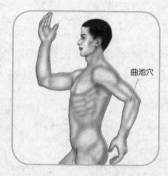
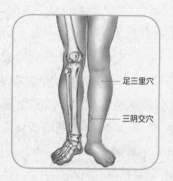

1.切忌自行加大药物剂量或采用其他方法。虽可能较快降低血压，但易产生副作用或并发症，严重时可能引发脑动脉血栓，形成卒中或心肌梗死。特别是晚期高血压患者更应注意。

2.切忌突然停药。突然停止服药，会使血压回升引发意外。

3.保持心情舒畅，戒怒戒躁，做到心平气和。

4.饮食宜清淡。有利于自疗的食物有豆类、胡萝卜、芹菜、海带、紫菜、冬瓜、丝瓜、白木耳、黑木耳、食用菌、花生、葵花子、芝麻、核桃、香蕉、柚子等。少食一些含高脂肪、高胆固醇的食品，如蛋黄、奶油、猪肝、猪脑等。

低血压病

低血压病主要是由于高级神经中枢调节血压功能紊乱所引起，以体循环动脉血压偏低为主要症状的一种疾病，成人如收缩压持续低于12千帕，并伴有不适症候时，即称为低血压病。本病多由慢性消耗性疾病、营养不良、垂体前叶功能减退、心血管疾病等引起。患者女性多于男性。

主要表现为头晕、气短、心慌、乏力、健忘、失眠、神疲易倦、注意力不集中等。女性可有月经量少，持续时间短的表现。

[取穴] 膻中穴（见45页图）、中脘穴（见54页图）、气海穴（见79页图）、足三里穴、三阴交穴、涌泉穴、膈俞穴、脾俞穴、肾俞穴、关元俞穴。

[方法] 患者取坐位或卧位，在上述穴位上用真空罐或火罐吸拔，留罐10～15分钟，每日1次，7～10次为1个疗程。

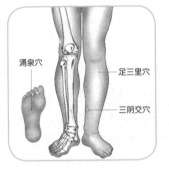

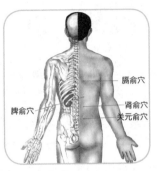

━━━━━━━━━━━━━━━━ 小贴士 ━━━━━━━━━━━━━━━━

1. 荤素兼吃，合理搭配膳食，保证摄入全面充足的营养物质，使体质从纤弱逐渐变得健壮。

2. 如伴有红细胞计数过低，血红蛋白不足的贫血症，宜适当多吃富含蛋白质、铁、铜、叶酸、维生素B$_{12}$、维生素C等"造血原料"的食物，如猪肝、蛋黄、瘦肉、牛奶、鱼虾、贝类、大豆、豆腐、红糖及新鲜蔬菜、水果等。纠正贫血，有利于增加心排血量，改善大脑的供血量，提高血压和消除血压偏低引起的不良症状。

3. 莲子、桂圆、大枣、桑椹等果品，具有养心益血、健脾补脑之效，可经常食用。

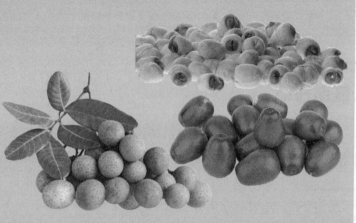

4. 伴有纳差者，宜适当食用能刺激食欲的食物和调味品，如姜、葱、醋、酱油、糖、胡椒、辣椒、啤酒、葡萄酒等。

5. 与高血压病相反，本病宜选择适当的高钠、高胆固醇食物。氯化钠（即食盐）每日需摄足12～15克。高胆固醇食物，如脑、肝、蛋、奶油、鱼卵、猪骨等，适量常吃，有利于提高血胆固醇浓度，增加动脉紧张度，使血压上升。

高脂血症

高脂血病是指血浆脂质一种或多种成分的浓度高于正常。一般成人的血脂正常值：血浆总胆固醇200～239毫克/分升，血浆甘油三酯200～239毫克/分升。

临床表现为头晕、神疲乏力、失眠健忘、肢体麻木、胸闷、心悸。体重超重的人最易患此病。此病是造成脑卒中、冠心病、心肌梗死、心脏猝死等疾病的危险因素，也是引发高血压病、糖耐量异常、糖尿病的一个重要因素。

[取穴] 肺俞穴、厥阴俞穴、心俞穴、督俞穴、曲池穴（见31页图）、合谷穴（见37页图）、郄门穴、间使穴、内关穴、通里穴、足三里穴、三阴交穴、公孙穴、太冲穴。

[方法] 取上穴，以单纯火罐法吸拔穴位，留罐10分钟，每日1次。

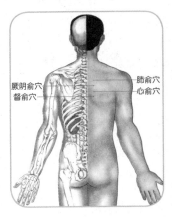
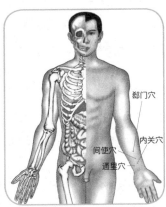
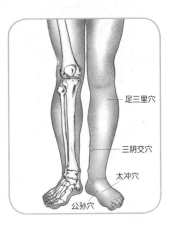

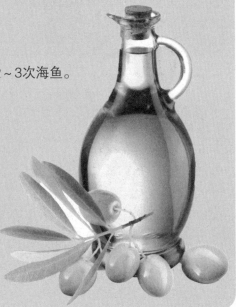

小贴士

高脂血症病人饮食调理总的原则为：控制总热量，限制脂肪，减轻体重。

1. 保证每日食物的多样性。
2. 谷类是每日饮食的基础。
3. 适量进食动物性食物，每周进食2～3次海鱼。
4. 每日进食100克豆类及其制品。
5. 每日吃0.5千克蔬菜和2个水果。
6. 控制能量摄入。
7. 适当提高蛋白质摄入量。
8. 少食糖类和甜食。
9. 控制脂肪和胆固醇。
10. 每日补充膳食纤维。
11. 适量采用橄榄油和玉米油。
12. 禁止饮酒。

糖尿病

糖尿病是由遗传因素、免疫功能紊乱、微生物感染及其毒素、自由基毒素、精神因素等等各种致病因子作用于机体导致胰岛功能减退、胰岛素抵抗等而引发的糖、蛋白质、脂肪、水和电解质等一系列代谢紊乱综合征，临床上以高血糖为主要特点，典型病例可出现多尿、多饮、多食、消瘦等表现，即"三多一少"症状，糖尿病（血糖）一旦控制不好会引发并发症，导致心、脑、肾、眼、足等部位的病变，且无法治愈。

临床上将糖尿病分为三型：即胰岛素依赖型，亦称1型(脆性或青幼年型糖尿病)；非胰岛素依赖型，亦称2型，(稳定性或老年型糖尿病)；还有其余型糖尿病，包括胰源性糖尿病、内分泌性糖尿病、药源性及化学性糖尿病等。

[取穴] 肺俞穴、脾俞穴、三焦俞穴、肾俞穴、足三里穴、三阴交穴、太溪穴。

[方法] 取上穴，采用留罐法吸拔穴位，留罐10分钟，每日1次。或采用背部腧穴走罐，先在肺俞穴至肾俞穴涂抹润滑剂，然后走罐至皮肤潮红或皮肤出现瘀点为止，隔日1次。

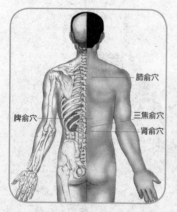

肺俞穴
脾俞穴
三焦俞穴
肾俞穴

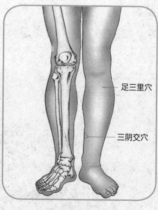

足三里穴
三阴交穴

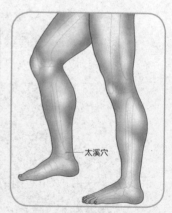

太溪穴

小贴士

糖尿病患者家庭治疗注意事项：

1.保持生活规律，加强体力劳动和体育活动，以促进糖的消耗，并可控制过度肥胖。

2.病情较重者，应当保证休息。

3.注意个人卫生，定期洗澡、更衣、积极预防各种感染。

4.控制饮食，适当减少碳水化合物的摄入，增加蛋白质、脂肪摄入，禁食辛辣刺激食品，学会尿糖的检测及根据尿糖来调整食谱。

5.保持情绪稳定，避免精神刺激。

6.预防胰腺炎，一旦患胰腺炎应积极治疗。

7.按医生医嘱严格控制饮食。

8.按医生嘱咐用药，不要滥用药，以免引起不良反应。

9.在治疗过程中，必须定期去医院请医生检查，以便观察病情变化及治疗效果。

10.如果患者突然出现严重口渴、饮食减退、恶心、呕吐、疲乏无力、头晕、头痛、呼吸加深而且有苹果味，可能是酮症酸中毒，应立即去医院抢救治疗。

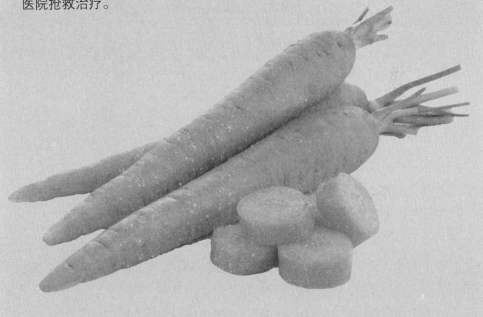

冠心病

　　冠状动脉性心脏病简称冠心病，是一种最常见的心脏病，是指因冠状动脉狭窄、供血不足而引起的心肌机能障碍或器质性病变，故又称缺血性心肌病。

　　冠心病多发生于40岁以上的中老年人，男性发病率高于女性。可划分为五个类型：隐匿型冠心病、心绞痛型冠心病、心肌梗死型冠心病、心力衰竭和心律失常型冠心病，猝死型冠心病。

　　[取穴] 天突穴、膻中穴、巨阙穴、中脘穴、曲泽穴、内关穴、神门穴、足三里穴（见35页图）、大杼穴、厥阴俞穴、心俞穴、膈俞穴、肝俞穴。

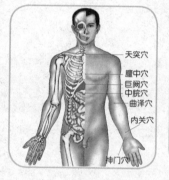
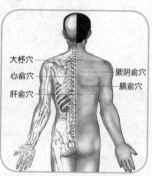

　　[方法]

　　（1）用闪火法或抽气罐法将罐吸附于厥阴俞穴、心俞穴、内关穴、神门穴。

　　（2）沿足太阳膀胱经的大杼穴至膈俞穴、任脉的天突穴至巨阙穴、手厥阴心包经的曲泽穴至内关穴来回走罐。

　　（3）取膻中穴、心俞穴、厥阴俞穴、中脘穴、足三里穴、内关穴，涂抹药膏(由川芎、红花、延胡索、冰片、麝香、硝酸甘油一同研细末调糊)后，用闪火法拔罐。

小贴士

　　1.平时应防治动脉粥样硬化，以预防冠心病。

　　2.冠心病患者应合理饮食，不要偏食，不宜暴饮暴食。

　　3.要控制摄入高胆固醇、高脂肪食物，多吃素食。

　　4.同时要控制总热量的摄入，限制体重增加。

　　5.生活要有规律，避免过度紧张；保证足够的睡眠，培养多种兴趣；保持情绪稳定，切忌急躁、激动或闷闷不乐。

　　6.戒烟、酒。

心绞痛

心绞痛是由于冠状动脉供血不足、心肌急剧而短暂的缺血、缺氧引起的，以阵发性胸前区压榨性闷痛不适为主要表现的临床综合征。

本病以40岁以上男性多见，常见诱因为劳累、情绪激动、饱食、天气变化、急性循环衰竭等。每次发作约1~5分钟，很少超过15分钟。发病原因多见于冠状动脉粥样硬化，亦可见于主动脉瓣狭窄或关闭不全、梅毒性主动脉炎、肥厚性心肌病、先天性心脏病、风湿性心脏病等。

[取穴] 至阳穴、心俞穴、巨阙穴、膻中穴、膈俞穴。

[方法] 当心绞痛发作时取至阳穴，用三棱针速刺出血，然后用闪火法将罐吸拔在至阳穴上，留罐5分钟，疼痛可迅速缓解。亦可取上穴采用单纯火罐法吸拔穴位，留罐10分钟。

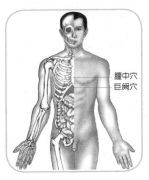
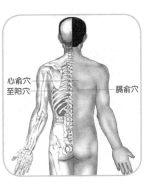

膻中穴
巨阙穴

心俞穴
至阳穴
膈俞穴

小贴士

1. 戒烟。据医学调查表明，吸烟者心肌梗死和猝死的危险比不吸烟者高两倍。

2. 注意饮食。不宜每天食肉，应少食富含脂肪、胆固醇的食物，尽量控制糖的摄入，多食水果、蔬菜、鱼、牛奶。

3. 坚持适当的体育锻炼。锻炼对心脏疾病的患者益处远远大于害处。但必须指出，要根据自身的具体病情，进行力所能及的、适量的运动。

4. 心胸开阔。凡事泰然处之，切不要为一点小事而大动肝火，要保持良好的心情和心态。

5. 注意休息。平时注意劳逸结合，保证充足的睡眠。

6. 节制房事。尤其在发作期间更应注意，以免因过度兴奋引起不测，甚至危及生命。

心律失常

心律失常是指心律起源部位，心搏频率、节律以及冲动传导等任何一项出现异常。本病常见类型有窦性心动过速、窦性心动过缓、窦性心律不齐、窦性静止、病窦综合征。心律失常的发病原因十分复杂，常见的有冠心病、风湿性心脏病、高血压性心脏病、肺源性心脏病、先天性心脏病、心肌炎、原发性心肌病、甲状腺机能亢进、电解质紊乱、药物影响、胸腔及心脏手术等，也有部分患者发病原因不明。

心律失常的临床表现多种多样，有些患者没有任何症状，有的只是偶尔感觉心悸、不适等，病情较重者可出现心悸、头晕、眼花、胸闷、气短、神疲乏力、甚至昏厥等。

1.心气虚弱型

[取穴] 心俞穴、小肠俞穴、足三里穴、内关穴。

[方法] 采用留罐法，患者取坐位，将中等大小的罐吸拔在穴位上，留罐10~20分钟，每日1次。

2.心血亏虚型

[取穴] 心俞穴、膈俞穴、关元穴、膻中穴、足三里穴。

[方法] 采用留罐法，患者取坐位，将中等大小的罐吸拔在穴位上，留罐10~20分钟，每日1次。

小贴士

彻底预防心律失常发生有时非常困难，但可以采取适当措施，降低发生率。

1. 预防诱发因素。常见诱因：吸烟，酗酒，过劳，紧张，激动，暴饮暴食，消化不良，感冒发烧，摄入盐过多，血钾、血镁低等。病人可结合以往发病的实际情况，总结经验，避免可能的诱因，比单纯用药更简便、安全、有效。

2. 稳定的情绪。保持平和稳定的情绪，精神放松，避免过度紧张。

3. 自我监测。在心律失常不易被发现时，病人可自行发现问题。

4. 合理用药。病人必须按医生要求服药，并注意观察用药后的反应。有些抗心律失常药有时也会诱发心律失常，所以，应尽量少用药，做到合理配伍。

5. 生活要规律。养成按时作息的习惯，保证睡眠。

病毒性心肌炎

病毒性心肌炎是由病毒引起的心肌炎症，分为急性和慢性两种。大多数的病毒都可以引起本病，其中较为常见的有柯萨奇病毒、埃可病毒、流感病毒等，受凉、劳累、妊娠、外伤、营养不良、酒精中毒、辐射等因素都可诱发本病。春秋季节发病率较高，多见于儿童及青壮年，男性多于女性。

发病前1~4周常有上呼吸道或肠道感染的病史，出现发热、疲乏，或恶心、呕吐等症状，随后表现为心前区不适、隐痛、心慌、气急、胸闷、头晕、乏力、易疲劳、全身肌肉酸痛、呼吸困难、浮肿、心律不齐等症状，严重者可出现心功能不全。

[**取穴**] 心俞穴、脾俞穴、厥阴俞穴、肺俞穴、肾俞穴。

[**方法**] 采用留罐法，患者取俯卧位，将中等口径的玻璃罐吸拔在穴位上，至皮肤潮红为度，每日或隔日1次，7日为1个疗程。

小贴士

1.急性患者及病情较严重者，应及时至医院接受综合治疗。

2.治疗期间应注意补充营养，多吃些富含维生素的食品，远离烟酒。

3.本病患者应避免情绪波动，预防感冒，以免加重病情。

肺源性心脏病

肺源性心脏病简称肺心病，是由肺部及胸部原发性病变引起肺循环受阻而导致的心脏病。本病的病因主要有慢性支气管炎、肺气肿、支气管哮喘、尘肺、肺结核、胸廓畸形等。本病是常见的呼吸系统疾病，冬春季节、气候骤然变化时易于发病。

本病可分为功能代偿期和功能失代偿期两个阶段。功能代偿期主要表现为慢性咳嗽、咳痰、哮喘，逐渐出现心悸、乏力、呼吸困难等症状；功能失代偿期可出现呼吸衰竭或心力衰竭。呼吸衰竭表现为呼吸困难、紫绀、胸闷、嗜睡等。心力衰竭以右心衰竭为主，表现为颈静脉怒张、肝肿大有压痛、下肢浮肿、腹水，可出现心律失常。

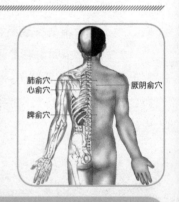

[取穴] 心俞穴、厥阴俞穴、肺俞穴、脾俞穴。

[方法] 采用留罐法，每次取1~2个穴位，轮流拔罐。用中号口径的玻璃罐吸拔在穴位上，至皮肤潮红为度，每日或隔日1次，5~7次为1个疗程。

小贴士

肺源性心脏病患者的家庭护理：

1.本病患者应注意饮食，做到定时定量进食，不要吃得过饱，应多吃富含蛋白质及维生素和易于消化的食物，如肉类、乳品、大豆、水产品、绿色蔬菜、水果等，忌食辛辣等刺激性食物，不喝浓茶、咖啡，戒烟酒。

2.天气变化时注意保暖，避免感冒。

3.不要吸烟，远离有害气体及粉尘等。

4.保持乐观的情绪，不宜动怒。

5.在缓解期可适当进行体育锻炼及呼吸系统训练。

6.患者一旦出现心力衰竭、呼吸衰竭等并发症时，应及时到医院进行治疗。

慢性风湿性心脏病

　　慢性风湿性心脏病又称为风湿性心瓣膜病，简称风心病，是指由于急性风湿性心肌炎引起心脏瓣膜发生炎症性损害，瓣膜增厚、粘连，复经多次发作(风湿活跃)使瓣膜病变加重，甚至纤维化和钙化，并可累及其支持结构如乳头肌、腱索，最后遗留心脏瓣膜狭窄或关闭不全的一种疾病。

　　本病在代偿期多无明显症状；失代偿期可出现心悸、气促、呼吸困难、口唇紫绀等症状，严重时出现心力衰竭和房颤。

　　[取穴] 心俞穴、肺俞穴、膻中穴、水分穴、中极穴、曲泽穴、间使穴、通里穴、神门穴、阳陵泉穴、飞扬穴。

　　[方法] 用火罐法，取上穴单罐或多罐吸拔，留罐10分钟，每隔1~2日1次。

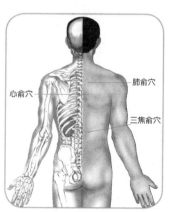
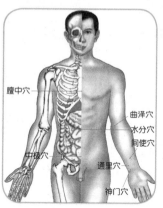
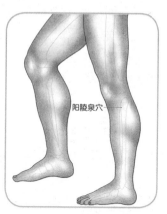

小贴士

食疗小验方：

　　海带、薏苡仁、鸡蛋、盐、食油、味精、胡椒粉适量。将海带洗净，切条，薏苡仁洗净，共放入高压锅内，加水将海带、薏苡仁炖至极烂，铁锅置旺火上，放入食油，将打匀的鸡蛋炒熟，即将海带、薏苡仁连汤倒入，加盐、胡椒粉适量，炖煮片刻，起锅时加味精，即可服食。本方有强心、利尿、活血、软坚的作用，适于高血压病、冠心病、风湿性心脏病患者食用。

心脏神经官能症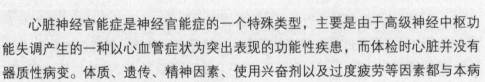

　　心脏神经官能症是神经官能症的一个特殊类型，主要是由于高级神经中枢功能失调产生的一种以心血管症状为突出表现的功能性疾患，而体检时心脏并没有器质性病变。体质、遗传、精神因素、使用兴奋剂以及过度疲劳等因素都与本病有关，多见于青壮年，患者以女性居多。

　　临床表现多种多样，常见的症状是病人轻微劳动或精神紧张波动之后感到心悸、胸闷、气短、呼吸困难、心前区疼痛、头痛、头晕、耳鸣、失眠、多梦、全身无力等，有些病人伴有恶心、呕吐、食欲不振、出汗等现象。

　　[取穴] 心俞穴、膈俞穴、肝俞穴、脾俞穴、胆俞穴、内关穴、神门穴（前面两穴见54页图）、足三里穴、阳陵泉穴、丰隆穴（见69页图）、三阴交穴。

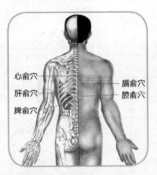 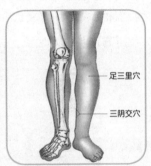

　　[方法]

　　（1）火罐法：用闪火法将罐吸附于心俞穴、肝俞穴、脾俞穴、膈俞穴、足三里穴、内关穴；或用抽气罐法吸附于上述穴位。

　　（2）针罐法：取肝俞穴、心俞穴、胆俞穴、阳陵泉穴、三阴交穴、内关穴、神门穴，局部常规消毒后，用毫针针刺，起针后，用闪火法拔罐。

小贴士

食疗小验方：

　　乳鸽1只，黄酒、白糖、鼓油、食油各适量，红枣7枚，冬菇5朵，鲜姜2片，大米150克。将乳鸽洗净切片，用黄酒、白糖、鼓油、食油调汁腌渍。红枣去核，冬菇泡软切丝，姜切片，同倒入鸽肉碗中，拌匀。蒸米饭待水开时，将鸽肉、红枣摊于饭上，盖严，用文火焖至熟。宜晚餐用，主治体弱神经官能症、病后虚损症。

肺炎 ○

　　肺炎是由肺炎双球菌感染所致，常因外感风邪，劳倦过度，导致肺失宣降，痰热郁阻而发病。临床表现为起病急、寒战、高热、咳嗽、咳痰、胸痛、气急、呼吸困难、发绀、恶心、呕吐、食欲不振等。根据发作时特点及伴随症状的不同，一般分为痰热郁肺及风热犯肺两型。

　　[取穴] 曲池穴、鱼际穴、肺俞穴、丰隆穴（见69页图）。
　　[方法] 采用刺血拔罐法，用梅花针在鱼际穴、肺俞穴、曲池穴、丰隆穴轻叩刺，以皮肤发红或微出血为度，再拔罐，留罐10分钟，每日1次，10次为1疗程。

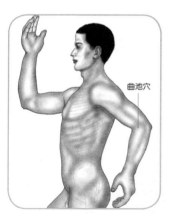
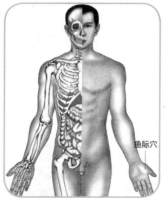
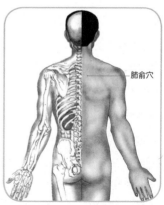

曲池穴
鱼际穴
肺俞穴

------------------------------ 小贴士 ------------------------------

食疗小验方：
　　鹌鹑百合汤：鹌鹑1只，百合25克，生姜、葱、味精、细盐适量。将鹌鹑宰杀后去毛、去脚爪、去内脏洗净，放入开水中焯一下，捞出切块；将百合掰瓣，洗净，备用。将姜、葱洗净，姜切块，葱切段。锅置于旺火上，倒入适量清水，放入鹌鹑，烧开，下百合、姜块、葱段，改用小火炖至鹌鹑熟时，加入盐、味精焖数分钟，入汤碗即可食用。鹌鹑肉有补五脏、益肝清肺、清热利湿、消积止泻等功效；百合有润肺止咳、养阴清热、清心安神等功效。二者同食，适用于急慢性肺炎。

肺气肿 〇

　　肺气肿常由慢性支气管炎及长期大量吸烟引起，表现为气道阻塞，细支气管远端的气腔过度膨胀、充气，导致肺组织弹力减退、容积增大，呈桶状胸。

　　肺气肿是一种潜在致命的肺部疾患，以肺弹性进行性丧失为特点，目前医学尚无彻底治愈此病的方法，只能防止其继续恶化。肺气肿临床表现为反复咳嗽、咳痰、喘息、气短、气促、胸闷、乏力，甚至出现唇甲变为暗紫色及肺动脉高压症状。肺气肿晚期可发展为心力衰竭、肝脾肿大、下肢水肿、腹水等，重者可出现昏迷、喘脱等。

　　[取穴] ①天突穴、膻中穴、风门穴、肺俞穴、肾俞穴；②大椎穴到至阳穴直线上的穴位，定喘穴到膈俞穴直线上的穴位。

　　[方法] 取①组穴，从天突穴至膻中穴，采用走罐法，以皮肤潮红为度。肺俞穴、风门穴、肾俞穴采用留罐法，留罐10～15分钟，每日1次，10次为1疗程。或取②组穴，采用走罐法。在走罐部位涂抹万花油，以皮肤出现较密集的瘀点为度。走罐后大椎穴、定喘穴留罐10分钟，每日1次，10次为1疗程。

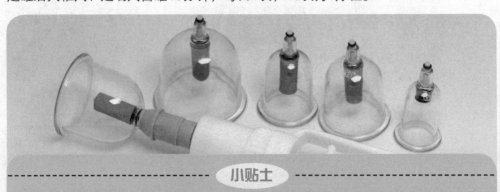

小贴士

1.保持环境卫生，减少空气污染，远离工作废气。

2.用鼻呼吸，吸气时闭嘴深吸、吐气慢、嘴微开。

3.少去公共场所，预防感冒。

4.多走动、锻炼，增加耐受力，不可太消极。

5.饮食定量定时，戒烟、酒、赌等，避免过劳，剧烈运动。

6.改善环境卫生，勿随地吐痰，调剂营养和身心。

阻塞性肺气肿

　　阻塞性肺气肿是终末细支气管远端部分（包括呼吸性细支气管、肺泡管、肺泡囊和肺泡）膨胀，并伴有气腔壁破坏性改变的一种疾病，是慢性支气管炎最常见的并发症。由于慢性支气管炎或其他原因引起终末细支气管远端气腔过度充气、气腔壁膨胀、破裂，使肺组织充气过度，肺容积增大，从而产生本病。除慢性支气管炎外，支气管扩张、支气管哮喘、肺结核、尘肺等都可引起本病。

　　起病十分缓慢，有多年的咳嗽、咳痰史，早期症状不明显，逐渐在原有症状的基础上出现气短、胸闷、呼吸困难，开始只是在劳累后出现，但逐渐加重，以至于影响到正常的工作和生活。合并呼吸道感染时，原有症状加重，并出现气急、紫绀、神志恍惚等症状。晚期常因为合并感染而使病情迅速恶化，导致呼吸衰竭或心力衰竭。

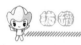

　　[取穴] 肺俞穴、膏肓穴、肾俞穴、膈俞穴。

　　[方法] 采用留罐法，患者取俯卧位或坐位，用闪火法将罐吸拔在穴位区，至局部发红为止；也可以采用走罐法，沿脊柱两侧往返移动，至皮肤红晕为度，每日2~3次。

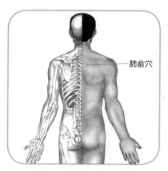
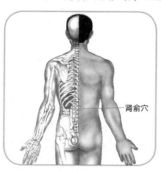
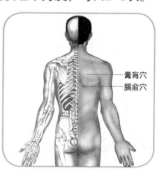

------------------------------- 小贴士 -------------------------------

阻塞性肺气肿患者日常生活的注意事项：

1.患者应注意保暖，避免受凉感冒而加重病情。

2.应坚持进行呼吸训练。

3.尽量远离刺激性气体，戒除烟酒。

4.应保持心境平和，避免不良情绪。

胃炎

胃炎是胃黏膜炎性疾病，分急性、慢性两大类。急性胃炎主要是指因食物中毒、化学品或药物刺激、腐蚀、严重感染等引起的胃黏膜急性病变。主要诱因有烈酒、浓茶、咖啡、辛辣食物、药物、物理因素（粗糙食物）、细菌等。在夏秋季，起病急，主要表现为发热、恶心、呕吐、腹泻、腹痛、脱水性休克、脐周压痛等，有时与溃疡相似，应及时治疗。中医认为，本病属于湿热下注，脾胃失调所致，治疗时应清热利湿，解痉止痛，调理脾胃。

慢性胃炎临床上常表现为上腹部慢性疼痛、消化不足、食欲不振、恶心、呕吐、泛酸、饱胀、嗳气、纳差、大便不调，胃镜检查胃黏膜充血、水肿、糜烂、变薄等。

1.急性胃炎

[取穴] 大椎穴、中脘穴、天枢穴、关元穴、内关穴、足三里穴、解溪穴。

[方法] 采用火罐法，取上穴单罐或多罐吸拔，留罐10~15分钟，每隔1~2日1次。

2.慢性胃炎

[取穴] 中脘穴、梁门穴、足三里穴、肝俞穴、脾俞穴、胃俞穴。

[方法]

（1）留罐法：俯卧位，用真空罐或火罐吸拔于肝俞穴、脾俞穴、胃俞穴，留罐10~15分钟；再仰卧位，拔中脘穴、梁门穴、足三里穴，留罐10~15分钟。每日1次，10次为1个疗程。

（2）针罐法：先针刺中脘穴、梁门穴、足三里穴、肝俞穴、脾俞穴、胃俞穴，然后选择大小适宜的火罐，再在上述的穴位拔罐，留罐10~15分钟。

（3）走罐法：俯卧位，在背部涂上适量的按摩乳或油膏，选择大小适宜的玻璃罐或竹罐，用闪火法将罐吸拔于背部，然后沿背部脊柱两侧的足太阳膀胱经循行，重点在肝俞穴、脾俞穴、胃俞穴，做上下来回走罐数次，直至局部皮肤潮红。再将火罐吸拔于肝俞穴、脾俞穴、胃俞穴，留罐10分钟。

--------------------------- 小贴士 ---------------------------

急性胃炎的饮食原则：

1. 患者在急性期常有呕吐，腹泻等症状。因失水较多，在饮食上应注意补充大量液体，可供给鲜果汁，藕粉，米汤，鸡蛋汤等流质食物，并应大量饮水，以缓解脱水并加快毒素的排泄。

2. 待病情缓解后，可供给少渣半流食，逐渐过渡到少渣软饭。饮食内容应无刺激，少纤维，如大米粥、瘦肉米粥、蛋花粥、细挂面甩蛋花，面片汤，蛋羹，并可适量选用馒头干、面包干、苏打饼干、咸面包等。

3. 补充适量蛋白质。可选用煮熟的瘦肉或者肉末，制成肉丸或者肉丝以及烩鱼片、鱼丸等，以增加机体的抗病能力。

4. 为减轻胃肠负担，应少食多餐，一日进餐5~6次较为适宜。烹调上可采用蒸、煮、烩等方法，以利消化吸收。

慢性胃炎的饮食原则：

1. 应设法消除诱发因素。如彻底治疗慢性胃炎，避免食用对胃有刺激的辣、硬的食物及药物，治疗口腔及咽喉部慢性感染等。

2. 进食易消化无刺激性的食物，如半流质或少渣饮食。

3. 少食多餐，忌机械性、化学性刺激的食物和生冷的食物。

4. 宜供给丰富的蛋白质及多种维生素的食物，如动物肝脏，瘦肉，鸡蛋，新鲜嫩叶蔬菜。

5. 凡胃酸过多者，应禁食浓鸡汤等浓缩鲜汤、酸性食品、大量蛋白质等，避免引起胃酸分泌增加。宜进食牛奶，豆奶，奶油，菜泥，粥，面条，面包等。

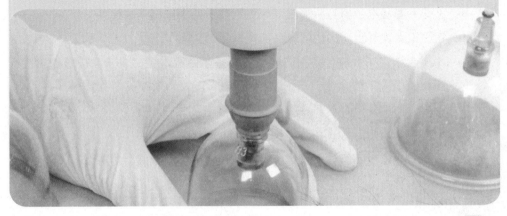

胃下垂

胃下垂指胃体下降至生理最低线以下的位置。多因长期饮食失节，或劳倦过度，致中气下降、升降失常所致。患者感到腹胀(食后加重，平卧减轻)、恶心、嗳气、胃痛(无周期性及节律性，疼痛性质与程度变化很大)，偶有便秘、腹泻，或交替性腹泻及便秘。患此病者，多为瘦长体型，生育多的妇女、有消耗性疾病者、腹壁松弛或轻薄的人易患此病。

临床上，轻者没有明显的症状，重者可有上腹部不适，胃脘隐痛，腹胀、饭后加重、平卧可减轻，可伴有消化不良、食欲减退、消瘦、乏力、嗳气、恶心、便秘、头晕、低血压、心悸等症状。

[取穴] 百会穴、大椎穴、脾俞穴、胃俞穴、中脘穴（见67页图）、气海穴（见79页图）。

[方法] 首先用艾条灸百会穴，施灸5分钟，然后采用抽气罐法吸拔百会穴，再用单纯拔罐法吸拔各穴，留罐15分钟，隔日1次。亦可采用刺血拔罐法，用三棱针点刺上述穴位，然后用闪火法将罐吸拔在点刺穴位上，留罐5～10分钟，隔日1次。

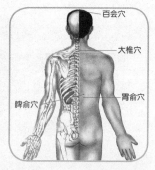

百会穴
大椎穴
脾俞穴
胃俞穴

小贴士

1.胃下垂患者卧床宜头低脚高，可以在床脚下垫高两块砖头。

2.避免暴饮暴食。选用的食品应富有营养，容易消化，但体积要小。

3.高能量、高蛋白、高脂肪食品适当多于蔬菜水果，以求增加腹部脂肪积累而上托胃体。

4.减少食量，但要增加餐次，以减轻胃的负担。

5.不宜久站和剧烈跳动。

6.性生活会对体质衰弱者造成较大负担，应尽量减少房事次数。

胃痉挛

胃痉挛是继发于其他疾病(如急、慢性胃炎，胃、十二指肠溃疡及胃神经官能症等)中的一个症状，常因烟酒不节、女性生殖疾病、月经异常、妊娠等现象的反射，引起胃酸分泌过多，刺激胃黏膜，导致胃平滑肌发生阵发性强烈收缩所致。其临床表现为：突然发作，其痛如钻、如刺、如灼、如绞；疼痛常向左胸、左肩胛、背部放射，同时腹部肌肉发生痉挛；伴有恶心、呕吐、面色苍白、手足厥冷、冷汗甚至休克。根据病情的轻重，数分钟或数小时后，患者可因出现嗳气、欠伸、呕吐而缓解。疼痛停止后，健康如常，其发作周期有一日数次或数日、数月1次。一般分为肝胃蕴热、寒邪内侵两型。

1.肝胃蕴热型

[取穴] 大椎穴、肝俞穴、胃俞穴、曲池穴（见31页图）、内庭穴（见33页图）。

[方法] 采用刺血拔罐法，大椎穴、内庭穴、曲池穴先用梅花针点刺出血，以微微出血为度，之后各穴(除内庭穴)拔罐，留罐10分钟，每日1次，5次为1疗程。

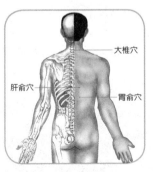
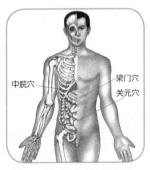

2.寒邪内侵型

[取穴] 肝俞穴、胃俞穴、中脘穴、梁门穴、关元穴。

[方法] 采用艾灸拔罐法。先用艾条温灸中脘穴、关元穴15～20分钟，后在上述各穴上留罐10分钟，每日1次，10次为1疗程。

小贴士

1.胃痉挛与体质和饮食等因素有关，应注意调整。

2.特别提醒，无论年龄、体质如何的肠痉挛患者，要特别注意勿大量食用生冷食物。尤其是冰冻冷饮、啤酒、雪糕、冰棍等。并且不要暴饮暴食。

消化性溃疡

消化性溃疡是指发生在消化管道内壁上的溃疡。它的发生往往与胃酸和胃蛋白酶的消化作用有关。消化性溃疡的发病机制与多种因素有关，如遗传因素、地理环境因素、精神因素(如长期焦虑、忧伤、怨恨、紧张等)、饮食因素(如暴饮暴食、不规则进食、常饮浓茶及浓咖啡、烈酒、常食用辛辣调料和泡菜、偏食、饮食过快等)、长期大量吸烟、幽门螺杆菌感染等。

临床上十二指肠溃疡较胃溃疡多见，亦可发生食管、胃肠吻合口周围及回肠远端憩室。可见于任何年龄，但20～50岁者多见。

[取穴] 肝俞穴、脾俞穴、胃俞穴、中脘穴、梁丘穴、足三里穴。

[方法] 取上穴，采用留罐法吸拔穴位，留罐10分钟。亦可在上述穴位施行刺血罐法，先以三棱针点刺穴位，然后将火罐吸拔在点刺穴位上，留罐5分钟，每日1次。

此外，也可在患者背部脊柱第七胸椎至第十二胸椎旁开1.5寸处，按压寻找压痛点，然后用闪火法将罐吸拔在压痛点处，留罐15分钟；或用药罐法，即在罐内先盛贮生姜汁(约占罐的1／3)，再紧扣在压痛点上，然后按抽气罐的操作方法，抽去空气，使罐吸拔在皮肤上，留罐5～10分钟，隔日1次。

小贴士

食疗小验方：

1. 牛奶250克，煮沸调入蜂蜜30克，温热饮用，1日1~2次，主治胃十二指肠溃疡、产后便秘。

2. 豆浆1碗，加糖15克，煮沸后晨起空腹服，主治十二指肠溃疡。

3. 蛋壳焙黄研成细末，每次口服6克，温水送服，主治胃溃疡。

4.不宜吃粗粮、粗纤维蔬菜、生硬水果。不宜吃油炸食物，肥肉、奶油及刺激调料等。忌烟酒。

5.可选择牛奶、鸡蛋、瘦肉、鱼、鸡肉、嫩豆腐，面条、粥、软米饭及易消化的少渣蔬菜（南瓜、冬瓜、茄子、胡萝卜，西葫芦）。饮食应定时定量，少食多餐，细嚼慢咽。

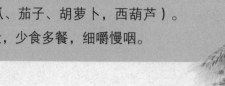

胃肠神经官能症

胃肠神经官能症又称胃肠道功能紊乱，是一组胃肠综合征的总称。精神因素为本病发生的主要诱因，如情绪紧张、焦虑、生活与工作上的困难、烦恼、意外不幸等，均可干扰高级神经的正常活动，进而引起胃肠道的功能障碍。

主要临床表现在胃肠道涉及进食和排泄等方面的不正常，常伴有失眠、焦虑、注意力不集中、健忘、神经过敏、头痛等其他功能性症状。

[取穴] 膻中穴、期门穴、中脘穴、肝俞穴、胃俞穴、内关穴、梁丘穴、足三里穴、丰隆穴、三阴交穴。

[方法]

（1）针罐法：取肝俞穴、胃俞穴、中脘穴、内关穴、梁丘穴、足三里穴、三阴交穴，局部常规消毒后，用毫针针刺，然后用闪火法拔罐于针上。

（2）刺血拔罐法：取膻中穴、期门穴、丰隆穴、三阴交穴及背部压痛点，局部常规消毒后，用三棱针点刺，然后用闪火法拔罐于点刺部位。

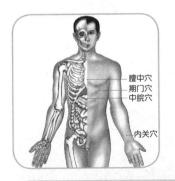
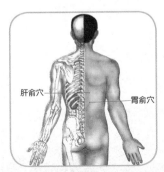
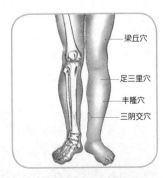

小贴士

食疗小验方：

佛手10克，白扁豆、薏苡仁、山药各30克，猪肚汤及食盐适量。将佛手水煎取汁，去渣，纳入白扁豆、薏米、山药及猪肚汤，煮为稀粥，略放食盐调味服食，每日1剂。佛手芳香理气，健胃止呕；白扁豆健脾化湿，和中消暑，薏苡仁、山药健脾益胃；猪肚汤补虚损、健脾胃；此汤适用于胃脘灼热疼痛，口干口苦，心烦易怒的胃、十二指肠溃疡等。

胆石症

　　胆石症指由结石引起的胆道疾病，包括胆囊结石症、胆总管结石症和肝内胆管结石症。中老年人易患此病，其中以肥胖者发病率较高。

　　急性发作期可出现右上腹或中上腹剧烈疼痛，可放射到右肩背部或右腰，但疼痛可自行缓解，还可再次发作。可出现寒战、发热、黄疸等，患者常伴有恶心、呕吐、全身无力、食欲不振、精神萎靡等，出现腹肌紧张，右上腹有压痛。

　　[取穴] 膈俞穴、肝俞穴、胆俞穴、脾俞穴、胃俞穴、三焦俞穴、右肩胛区压痛点、胆囊区压痛点、足三里穴。

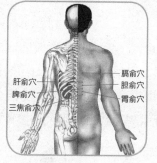
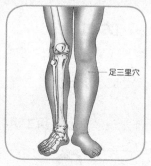

　　[方法] 背部穴位每次选2~3对，所有压痛点每次均取，下肢穴位交替选用，采用敷蒜后拔罐法，背部穴可先走罐至皮肤发红后再敷蒜罐；每周还可取背部1~2对穴位施行走罐后挑痧，痧点处再留罐（不敷蒜）。均留罐5~15分钟，每日或隔日1次，10次为1个疗程，疗程间隔5~7日。

小贴士

胆石症的饮食原则：

　　1.宜清淡，以少渣、容易消化的食物为主。

　　2.避免食用能够引起腹部胀气的食物与浓烈的调味品，以防胆囊的剧烈收缩而造成急性发作。

　　3.饮食应以植物油为主，因植物油具有一定的利胆作用。

　　4.膳食宜采用蒸、煮、炖的方法，忌食过多的油炸、生冷、刺激性大的食品。

　　5.由于胆结石的形成与体内胆固醇含量过高有关，所以对动物内脏、肝肾、鱼子、蛋黄、肥肉等应严加控制和约束。

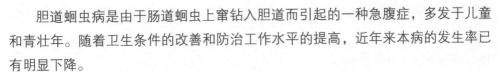

胆道蛔虫

胆道蛔虫病是由于肠道蛔虫上窜钻入胆道而引起的一种急腹症，多发于儿童和青壮年。随着卫生条件的改善和防治工作水平的提高，近年来本病的发生率已有明显下降。

临床表现为上腹剑突下阵发性钻顶样剧烈绞痛，可放射至右肩及背部，患者常辗转不安、呻吟不止、大汗淋漓、四肢发冷，在间歇期腹痛完全消失。疼痛时伴有恶心、呕吐。合并感染时可出现高热、寒战。

拔罐

[取穴] 期门穴、不容穴、上脘穴、胆俞穴、阳陵泉穴。

[方法] 采用留罐法，将火罐吸拔在穴位上，留罐10~20分钟。

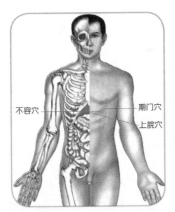

不容穴　期门穴　上脘穴

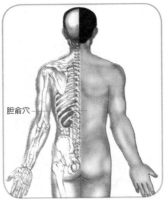

胆俞穴

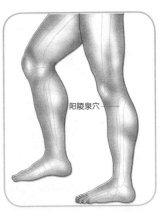

阳陵泉穴

小贴士

胆道蛔虫症的护理：

1.养成良好的卫生习惯，饭前、便后要洗手。胆道蛔虫症来源于肠道有蛔虫的病人，而肠蛔虫病是一种传染病，传染源是蛔虫病人或带虫者，感染性虫卵通过口腔进入肠道而成为带虫者。所以只有控制传染源，切断传播途径才能彻底根除肠道蛔虫的发生。

2.肠道有蛔虫的病人，在进行驱虫治疗时，服药剂量要适量。剂量不足，虫体没有被麻痹，虫体受到药物刺激到处乱窜，极有可能钻入胆道而发生胆道蛔虫症。剂量过大，易中毒而损害肝脏，因此，要避免长期服用或过量服用驱虫药。

急性胆囊炎

急性胆囊炎是因胆囊内结石阻塞、胆汁滞留和细菌感染引起的胆囊急性化脓性炎症，致病菌主要是肠道细菌。本病多发生于中老年人，患者中女性多于男性，肥胖女性发病率较高。

本病常因进食油腻性食物诱发，突然发作时右上腹绞痛，阵发性加剧，可放射到右肩和右背部，伴有发热、恶心、呕吐、厌食、腹胀等症状，部分患者可出现黄疸，病情加重或有并发症时出现寒战、高热。

[取穴] 肝俞穴、胆俞穴。

[方法] 采用留罐法，将罐吸拔在穴位上，留罐10分钟，每日1次。

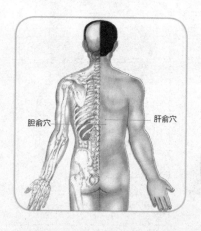

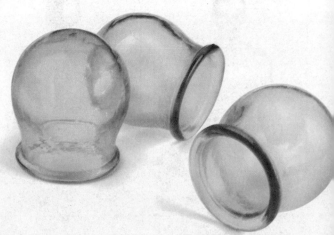

小贴士

胆囊炎的预防：

1. 注意饮食，食物以清淡为宜，少食油腻和烧烤食物。

2. 保持大便畅通。

3. 要改变久坐生活方式，多走动、多运动。

4. 长期家庭不和睦，心情不畅的人，可引发或加重此病，要做到心胸宽阔，心情舒畅。

慢性胆囊炎

慢性胆囊炎是临床上胆囊疾病中最常见的一种，多与胆石症同时存在，女性较男性多见。慢性胆囊炎病因较复杂，胆液滞留、细菌感染、代谢紊乱、寄生虫等是发病的主要因素。本病归属祖国医学"胁痛"、"黄疸"等范畴。其病因、病机多与肝郁气滞、湿浊内生等有关。

临床表现为上腹部疼痛、饱胀、嗳气、恶心、厌食油腻食物、食欲不佳、肩背部和腰部疼痛不适。当进食油腻性食物后，上述症状可加重。

[取穴] 胆囊穴、肝俞穴、胆俞穴。

[方法]

（1）火罐法：俯卧位。用闪火法将大小适中的火罐吸拔于胆囊穴、肝俞穴、胆俞穴，留罐15～20分钟。每日1次，10次为1个疗程。

（2）针罐法：先针刺胆囊穴、肝俞穴、胆俞穴，然后选择大小适中的火罐，再在上述的穴位上拔罐，留罐15～20分钟。

小贴士

慢性胆囊炎患者的生活宜忌：

1. 宜多食各种新鲜水果、蔬菜，低脂肪、低胆固醇的食品如：香菇、木耳、芹菜、豆芽、海带、藕、鱼肉、兔肉、鸡肉、鲜豆类等。

2. 宜多食干豆类及其制品。

3. 宜选用植物油，避免动物油。

4. 少吃辣椒、生蒜等刺激性食物或辛辣食品。

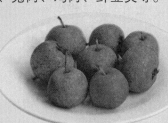

5. 宜用煮、蒸、烩、炒、拌、汆、炖的烹调方法，不用煎、炸、烤、熏的烹调方法。

6. 山楂10克，杭菊花10克，决明子15克，煎汤代茶饮。

7. 平时喝水时，捏少许山楂、沙棘、银杏、绞股蓝草放入水杯中当茶饮用。

慢性肾炎

慢性肾炎也称慢性肾小球肾炎。本病多发生于青壮年，是机体对溶血性链球菌感染后发生的变态反应性疾病，病变常常是双侧肾脏弥漫性病变。

临床表现为蛋白尿、血尿、水肿、高血压，常伴有乏力、疲倦、食欲不振、头晕、腰部酸痛、面部苍白等症状，有时可出现恶心、呕吐、贫血、肾功能不全等。

[**取穴**] ①志室穴、胃仓穴、京门穴、大横穴；②天枢穴、气海穴、腰阳关穴、足三里穴、三阴交穴及第11～12胸椎棘突间、第1～2腰椎棘突间、十七椎下穴。

[**方法**] 取①组穴，采用留罐法或毫针罐、刺血罐、温水罐法，吸拔于各穴位，均留罐10分钟，每日1次。或取②组穴，采用单纯罐法或温水罐法，吸拔于各穴位，留罐10～15分钟，每日或隔日1次。亦可每次选2～3个穴位，先施行挑罐法，然后在其余穴位上再施以单纯罐法吸拔穴位，留罐10～15分钟，每隔2～3日1次。

小贴士

慢性肾炎的饮食注意事项：

1. 饮食要冷热适宜，最好选用微温和微凉的食品。

2. 宜食用富含维生素A、维生素B_2及维生素C的食物。

3. 选用生物价高的蛋白质，如蛋类、乳类、肉类等，以补充排泄损失。

4. 根据肾功能改变情况限制蛋白质，食盐和水分，少尿者还应限制高钾食物。

5. 对有贫血的患者，应选用富含蛋白质和铁的食物，如动物肝脏、牛肉、蛋黄及绿叶蔬菜等。

6. 为控制血压，应限制盐的摄入，根据病情给于少盐或无盐食物，即使血压恢复正常也应以清淡饮食为宜。

7. 肾功能减退而血肌酐增高时，应给予低蛋白饮食，这有利于残余肾功能的保留。

肝硬化

肝硬化是由一种或多种致病因素长期反复作用而形成的肝损害，常见的病因有病毒性肝炎、酒精中毒、肝静脉阻塞、充血性心力衰竭等。本病可分为门脉性肝硬化、坏死性肝硬化、血吸虫性肝硬化和胆汁性肝硬化四类，临床上常见的门脉性肝硬化，主要由慢性肝炎引起，多见于40~50岁的病人。

本病起病缓慢，隐匿，早期症状不明显，可以出现腹胀、恶心、食欲减退、乏力等症状；晚期症状比较显著，可出现明显腹胀，消瘦，乏力、面色晦暗、皮肤干燥、无光泽，出现蜘蛛痣，精神萎靡不振，腹水，浮肿，皮肤出现紫癜，消化道出血，毛细出血扩张，性欲减退，女性患者出现月经失调或闭经，脾肿大，贫血等症状，严重者可出现出血及肝昏迷现象。

拔罐

[取穴] 肚脐两侧。腹水较明显者加足三里穴。

[方法] 采用水罐法，取小号罐在肚脐两侧约2厘米处，上、下间隔2厘米各拔1个水罐。隔日1次，每次5~10分钟，10日为1个疗程。

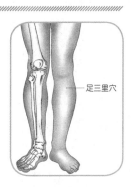
足三里穴

小贴士

肝硬化失代偿期病人在日常调养和进补时，应该注意并有所选择。

1.避免进食高蛋白食物，特别是不要大量进食动物蛋白。

2.尽量避免使用镇静安眠类的药物，避免由此直接引发的肝昏迷。

3.可进食香蕉等水果，保持大便通畅，每日1~2次，始终保持肠道内产氨的及时清除。

4.适当补充维生素和益生菌，如维生素C、维生素B_2、维生素K和嗜酸乳杆菌等，稳定机体内环境。

5.在食欲下降，或者呕吐、腹泻时，要及时补钾，如饮用鲜黄瓜汁、苹果汁等，避免发生低钾性碱中毒而导致肝性脑病。

呃逆

呃逆俗称"打嗝"，是指气逆上冲，喉间呃呃连声，声短而频繁，不能自制的一种病症，甚则妨碍谈话、咀嚼、呼吸、睡眠等。呃逆可单独发生，持续数分钟至数小时后不治而愈，但也有个别病例反复发生，虽经多方治疗仍迁延数月不愈。多在寒凉刺激，饮食过急、过饱，情绪激动，疲劳，呼吸过于深频等诱因下引发。一般分为胃寒气逆型和气滞痰阻型。

1.胃寒气逆型

[取穴] 水突穴、膻中穴、巨阙穴、关元穴、内关穴。

[方法] 采用艾灸拔罐法，取膻中穴、巨阙穴、关元穴、内关穴用艾条温和穴位10分钟，再将大小适宜的罐吸拔在穴位上，留罐15分钟。水突穴采用留罐法，将大小适宜的罐吸拔在穴位上，留罐15分钟。每日1次，呃逆即止。

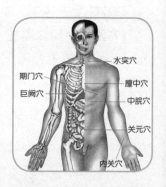

2.气滞痰阻型

[取穴] 膈俞穴、肝俞穴、胆俞穴、膻中穴、中脘穴、期门穴。

[方法] 采用留罐法，将大小适宜的罐吸拔在穴位上，留罐10分钟，每日1次，3次为1疗程。

小贴士

让打嗝者饮少量水，尤其要在打嗝的同时咽下。婴儿打嗝时，可将婴儿抱起，用指尖在婴儿的嘴边或耳边轻轻搔痒，一般至婴儿发出笑声，打嗝即可停止。如打嗝难以止住，若无特殊不适，也可顺其自然，一般过会儿就会停止。如果长时间连续打嗝，要请医生诊治。

腹胀 ○

腹胀是指胃肠道存有过量气体，而感觉脘腹及脘腹以下的整个下腹部胀满的一种症状。本病多见于急慢性胃肠炎，胃肠神经官能症，消化不良，腹腔手术后。主要临床表现为：腹部胀满，叩之如鼓，食欲不振，食少饱闷，恶心嗳气，四肢乏力等。一般分为痰湿内阻和肝郁气滞两型。

1.痰湿内阻型

[**取穴**] 脾俞穴、内关穴、中脘穴、足三里穴、丰隆穴。

[**方法**] 采用留罐法，上述穴位拔罐后留罐10分钟，每日1次，5次为1疗程。

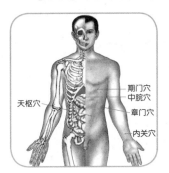
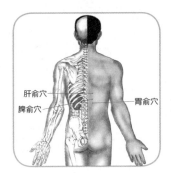
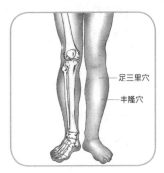

2.肝郁气滞型

[**取穴**] 肝俞穴、胃俞穴、期门穴、章门穴、中脘穴、天枢穴。

[**方法**] 采用留罐法，上述穴位拔罐后留罐10分钟，每日1次。

小贴士

腹胀患者的家庭护理：

1.手术瘢痕处不宜拔罐。

2.腹胀多为慢性过程，常反复发作，经久不愈，所以应长期坚持治疗，树立战胜疾病的信心。

3.注意饮食的调配，食物宜清淡，勿暴饮暴食，忌食油腻，力戒烟酒，以免损伤脾胃。

4.调适情志，避免精神刺激，心态应平和，多参加户外活动。

腹痛

腹痛是指胃以下，耻骨毛际以上的部位发生疼痛为主要表现的一种病证。腹痛虽是一种症状，但发作时与多种脏腑的病变有关，如肝、胆、脾、胃、大小肠、子宫等。虽然腹痛的病因很多，但最常见的多因外感风寒，邪入腹中；或暴饮暴食，脾胃运化无权；或过食生冷，进食不洁；或脾胃阳气虚弱，气血产生不足，经脉脏腑失其温养所致。根据病因及发作时的特点一般分为湿热壅滞、虚寒腹痛及肝气郁滞三型。

1.湿热壅滞型

[取穴] 中脘穴、下脘穴、天枢穴。

[方法] 采用留罐法或刺血拔罐法，留罐10分钟，每日1次，3次为1疗程。

2.虚寒腹痛型

[取穴] 合谷穴、天枢穴、上巨虚穴、内庭穴。

[方法] 采用刺血拔罐法，上述各穴梅花针轻叩刺，以皮肤发红或微微出血为度，留罐10分钟，每日1次，3次为1疗程。

3.肝气郁滞型

[取穴] 肝俞穴、期门穴、章门穴、中脘穴、天枢穴。

[方法] 采用留罐法，留罐10分钟，每日1次，5次为1疗程。

小贴士

腹痛的一般治疗措施：

1.禁食、输液、纠正水、电解质和酸碱平衡的紊乱。

2.积极抢救休克。

3.有胃肠梗阻者应予胃肠减压。

4.应用广谱抗生素以预防和控制感染。

5.可酌用解痉止痛剂，除非诊断已经明确应禁用麻醉止痛剂。

腹泻

　　凡大便次数增多，粪便稀薄或含有黏液、脓血现象称为腹泻。可分为慢性腹泻与急性腹泻，一年四季均可发病，可发生于任何年龄。

　　腹泻可分为急性和慢性两种。主要症状为排便次数增多，大便稀薄，水样或带有不消化食物，伴有肠鸣、腹痛、食欲不振、面色无华、神疲乏力、消瘦等症。大便镜检可发现有血液、脓球、脂肪球或黏液以及未消化食物等。引起腹泻的原因很多，常见的有胃源性腹泻、肠源性腹泻、内分泌紊乱性腹泻及功能性腹泻等。

拔罐

　　[取穴] ①天枢穴、中脘穴、气海穴、合谷穴（见37页图）、足三里穴、上巨虚穴、三阴交穴；②脾俞穴、胃俞穴、肾俞穴、大肠俞穴。

　　[方法] （1）急性腹泻：取第①组穴位，患者取仰卧位，选择大小适合的罐，将罐吸拔在所选的穴位上，留罐10～15分钟。每日1次，3次为1个疗程。

　　（2）慢性腹泻：采用两组穴位交替轮流，治疗时取适当的体位，选择大小合适的罐，将罐吸拔在所选的穴位上，留罐10～15分钟。每周2～3次，10次为1个疗程，疗程间休息1周。

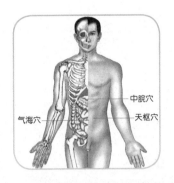
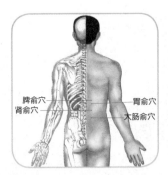
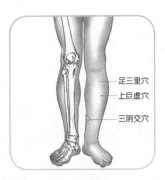

小贴士

　　发生腹泻时，不宜多吃蔬菜。特别是当消化功能失调或胃酸过低时，肠内硝酸盐还原菌大量繁殖，此时食入非常新鲜的蔬菜，也会导致中毒。另外，蔬菜中的粗纤维会加重腹泻。因此，当消化功能不好时，不宜多吃蔬菜。

便秘

便秘是指大便秘结不通，排便间隔时间延长，或虽有便意，但排便不畅。可见于多种急慢性疾病。便秘的原因十分复杂，与排便动力缺乏，不合理的饮食习惯，不良排便习惯，体质因素，自主神经系统功能紊乱等有关。常见的有习惯性便秘、老年性便秘等。

[取穴] 天枢穴、支沟穴、上巨虚穴、脾俞穴、胃俞穴、大肠俞穴。

[方法] 患者首先取仰卧位，选择大小适宜的罐，将罐吸拔在腹面所选的穴位上，留罐10～15分钟。然后患者取俯卧位，采用同样的方法在背面所选的穴位上进行治疗。每周2～3次。10次为1个疗程，疗程间休息1周。

--------------------- 小贴士 ---------------------

便秘患者的饮食原则：

1.饮食过少者应多进食，多吃绿叶蔬菜、黄豆、红薯等通便食物。少吃辛辣刺激之物。

2.饮食过于精细者，应多吃一些粗纤维食物，如枣、柿子、葡萄、杏子、苹果、鸭梨、香蕉、蒜、黄花菜、茭白、苦瓜、韭菜、菠萝、芹菜、竹笋等。

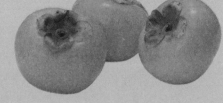

3.多喝开水。大便的质地与次数和饮水量有关，肠腔内保持中量的水分软化粪便、类便就容易排出。

4. 生活要有规律，避免精神刺激。

5.辨明便秘的性质，针对不同的性质，采取不同的措施治疗。

6.体质较差、腹肌收缩无力者，应多从事体力劳动或体育锻炼。

7.牛奶、乳制品、蛋类等食品会加重便秘，应少吃为佳。

8.对年老体弱、气血亏损者，绝不可图一时之快，服用泻药等加速排便的药物，以免伤正气而加重便秘。

9.孕妇应慎用泻药，以免伤胎气，甚至引起流产。

细菌性痢疾

细菌性痢疾简称菌痢，是由痢疾杆菌引起的一种急性肠道传染病。本病经消化道传播，一年四季均可发病，但以夏秋季节较为常见。

急性菌痢起病急，表现为畏寒、高热、腹痛、腹泻、脓血便，每日十几次到几十次，并伴有里急后重、疲倦无力、恶心、呕吐、头痛等症。中毒型菌痢表现为突然高热、四肢发冷、嗜睡、意识模糊、面色苍白或紫青、血压下降、尿少、脉搏细微、呼吸浅而弱等症状。急性菌痢治疗不及时或不彻底可转为慢性，表现为腹痛、腹胀、腹泻、黏液或脓血便。

[取穴] ①大椎穴、脾俞穴、肝俞穴；②大肠俞穴、胃俞穴；③天枢穴、中脘穴、关元穴。

[方法] 每次选1组穴位，3组交替使用，采用刺血拔罐法，对局部皮肤进行常规消毒后，用三棱针点刺，然后在点刺部位施以拔罐，留罐15分钟，每日1次。

---------------------------- 小贴士 ----------------------------

细菌性痢疾患者的护理：

1.病人应给予胃肠道隔离，直至症状消失、大便培养连续两次阴性为止。

2.饮食一般以流质或半流质为宜，忌食多渣、多油或有刺激性的食物，瓜果桃梨、雪糕等生冷之物也暂勿食用，以免增加胃肠负担，加重胃肠功能紊乱。

3.有失水现象者，可给予口服补液药。如有呕吐等症而不能由口摄入时，则可给予生理盐水或5%葡萄糖盐水静脉滴注，注射量视失水情况而定，以保持水和电解质平衡。

4.有酸中毒者，酌情给予碱性液体。

5.注意腹部保暖，禁行冷水浴，对痉挛性腹痛可给予阿托品及腹部热敷。

胁肋痛

胁肋痛是指以一侧或两侧胁肋部疼痛为主要表现的病症。胁，指胁肋部，位于胸壁两侧由腋部以下至第十二肋骨之间。急慢性肝炎、胆囊炎、肋间神经痛等凡以胁痛为主要表现的，均可以参考本病证辨证论治。根据病因及发作时特点的不同一般分为肝气郁结型和瘀血阻络型。

1.肝气郁结型

[取穴] 支沟穴、期门穴（见69页图）、肝俞穴、胆俞穴、太冲穴。

[方法] 采用留罐法，将大小适宜的罐吸拔在穴位上，留罐15分钟，每日1次，10次为1疗程。

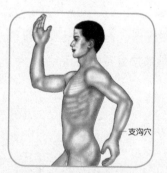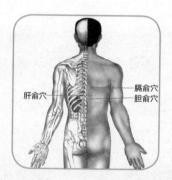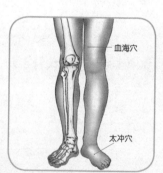

2.瘀血阻络型

[取穴] 膈俞穴、肝俞穴、血海穴、阳陵泉穴（见59页图）。

[方法] 采用刺血拔罐法，先用三棱针点刺各穴，以微出血为度。起针后将大小适宜的罐吸拔在穴位上，留罐15分钟，每日1次，10次为1疗程。

小贴士

[配方] 陈皮(醋炒)、柴胡各6克，川芎、枳壳(麸炒)、芍药各4.5克，甘草(炙)1.5克，香附4.5克。

[用法] 加水220毫升，煎至180毫升，空腹时服。

[主治] 主治胁肋疼痛，寒热往来。有疏肝解郁的作用。

缺铁性贫血

　　缺铁性贫血是指体内用来合成血红蛋白的贮存铁缺乏，造成红细胞生成障碍所致的一种小细胞低血色素性贫血。造成缺铁性贫血的主要病因有溃疡、消化道出血、妇女月经过多等慢性失血性疾病，以及儿童生长期及妇女妊娠、哺乳期铁的摄入量不足，慢性腹泻、胃切除等。

　　本病的常见症状有倦怠乏力，头晕、眼花、耳鸣，面色苍白或萎黄，黏膜苍白，头发干枯，指甲变薄、变脆、变平或凹陷、无光泽，心悸，气短，记忆力减退，体力下降，注意力不集中，食欲不振，腹胀，腹泻，严重者可出现吞咽困难，儿童及青少年患者可出现发育迟缓，有些儿童可出现异食癖，如喜欢吃泥土、生米等。

[取穴] 膏肓穴、膈俞穴、肝俞穴、脾俞穴、章门穴、关元穴、血海穴、三阴交穴、足三里穴、悬钟穴。

[方法] 取上穴，以留罐法吸拔穴位，留罐10分钟，隔日1次。

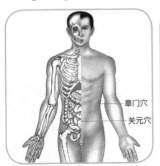
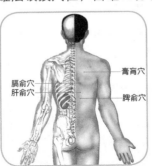
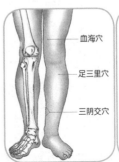
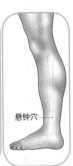

章门穴　关元穴

膈俞穴　肝俞穴　膏肓穴　脾俞穴

血海穴　足三里穴　三阴交穴　悬钟穴

小贴士

　　芹菜炒猪肝：猪肝200克，芹菜300克，酱油25克，糖、盐适量。将猪肝去筋膜，洗净切成薄片，加适量盐搅匀，待用。芹菜洗净，切段。将油锅烧至六成油温，投入猪肝片，待变色后，倒入漏勺沥油。锅中留油少许，投入芹菜段旺火煸炒，待熟前加入酱油、白糖、盐，再倒入猪肝片，翻炒几下，立即出锅。每百克猪肝含铁25毫克，每百克芹菜含铁8.2毫克。本菜谱富含铁质和叶酸，对于有贫血倾向的妇女和婴幼儿是日常食补的佳品。

失眠 〇

失眠表现为入睡困难，时寐时醒或醒后不能再睡，严重者可通宵难眠，常伴有精神不振、头痛、头晕、心悸、健忘、多梦、食欲不佳等症。很多因素都可以造成失眠，如精神因素、躯体疾病等。

中青年女性、年老体弱者、久病不愈者、长期从事脑力劳动者，平时精神紧张焦虑者以及突然遭受不良情绪刺激者易患此病。

[取穴] 心俞穴、肝俞穴、脾俞穴、胃俞穴、神门穴、三阴交穴。

[方法] （1）针罐法：患者取侧卧位，先针刺神门穴、三阴交穴，然后用闪火法将大小适中的火罐吸拔于心俞穴、脾俞穴、胃俞穴、肝俞穴，留罐20分钟。每日治疗1次，10次为1个疗程。

（2）走罐法：患者取俯卧位，在背部涂上适量的按摩乳或油膏，选择大小适宜的玻璃罐或竹罐，用闪火法将罐吸拔于背部，然后来回走罐数次，走罐时手法宜轻，直至局部皮肤潮红。再将火罐吸拔于心俞穴，留罐10分钟。

--------------------- 小贴士 ---------------------

治疗失眠的按摩法：

1. 按压心包经：循着双侧上臂内侧中线，由上向下按压，重点按压痛点，每日1~2次。

2. 点揉神门穴：神门穴位于腕横纹肌尺侧端，尺侧屈腕肌腱的桡侧凹陷处，于每日临睡前用一拇指指端的螺纹面，点揉另一手的神门穴，换另一手的拇指，同样点揉前手的神门穴，以感酸胀为宜，各重复30次。

3. 睡前搓涌泉穴：于每日临睡前取仰卧位，微屈小腿，以两足心紧贴床面，做上下摩擦动作，每日30次。

4. 揉捻耳垂：双手拇指和食指分别捏住双侧耳垂部位，轻轻地捻揉，使之产生酸胀和疼痛的感觉，揉捻约2分钟。

5. 梳头法：用指叩法，双手弯曲，除拇指外，余四指垂直叩击头皮，方向为前发际、头顶、后头、项部，左中右三行。每天3~5次，每次至少五分钟。也可用梳子，方法同前。

眩晕 ○

临床上以头晕、眼花为主症的一类病症称为眩晕。眩即眼花，晕即头晕，两者常同时并见，故统称为"眩晕"。轻者闭目可止，重者如坐车船，有旋转不定的感觉，不能站立，或伴有恶心、呕吐、汗出、面色苍白等症状。严重者可突然扑倒。根据发作时特点及伴随症状的不同一般分为气血亏虚型、痰浊中阻型。

1.气血亏虚型

[**取穴**] 百会穴、印堂穴、脾俞穴、足三里穴。

[**方法**] 采用刮痧拔罐法。百会穴、印堂穴局部涂抹万花油，用刮痧的方法，

以局部皮肤潮红、无痧点为度，不留罐。脾俞穴、足三里穴拔罐后留罐10分钟，每日1次，10次为1疗程。

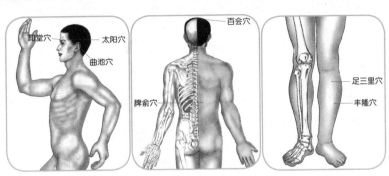

2.痰浊中阻型

[**取穴**] 头维穴、太阳穴、风池穴（见32页图）、中脘穴（见54页图）、丰隆穴。

[**方法**] 采用刮痧拔罐法。头维穴、太阳穴、风池穴局部涂抹万花油，用刮痧的方法，以局部皮肤潮红、无痧点为度，不拔罐。中脘穴、丰隆穴拔罐后留罐10分钟，每日1次，10次为1疗程。

小贴士

眩晕的预防及调养：

1.保持心情舒畅；医生应多做解释工作以消除患者紧张情绪及顾虑。

2.发作时应卧床休息，室内宜安静，空气要通畅，光线尽量暗些。避免食用刺激性食物及烟酒，饮食宜少盐。

3.发作间歇期不宜单独外出，以防事故。

健忘

健忘是指记忆力差，遇事易忘的症状。随着年龄的增长，大脑功能逐步减弱，脑力逐渐减退，出现记忆力差、健忘等症状。进入老年，脑力减退更明显。一般分为心脾不足型和肾虚型。

1.心脾不足型

[取穴] 膏肓穴、心俞穴、脾俞穴、内关穴、足三里穴（见88页图）。

[方法] 采用艾灸拔罐法。将大小适宜的罐吸拔在穴位上，留罐10分钟。之后上述各穴行温和灸15～20分钟，至局部皮肤出现红晕，温热感明显为止。每日1次，10次为1疗程。

2.肾虚型

[取穴] 百会穴、膏肓穴、肾俞穴、志室穴、内关穴、关元穴。

[方法] 采用艾灸拔罐法。将大小适宜的罐吸拔

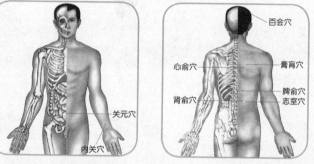

在穴位上，留罐10分钟。之后上述各穴行温和灸15～20分钟，至局部皮肤出现红晕，温热感明显为止。每日1次，10次为1疗程。

小贴士

食疗小验方：

核桃仁、红枣各60克，杏花30克，(去皮尖)酥油、白蜜各30毫升，白酒1500毫升。将白蜜、酥油溶化，倒入白酒和匀，随将其余三味药研碎后放入酒内，密封。浸21天后即可饮用，每次服15毫升，每日2次。阴虚火旺者忌服。

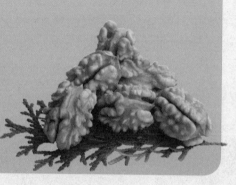

惊悸

惊悸是指气血虚弱，痰饮瘀血阻滞，心脉不畅，心失所养等引起的以惊慌不安、心脏急剧跳动、不能自主为主要症状的一种病证。本病临床多为阵发性，有时也呈持续性，并伴有胸痛、胸闷、喘息、吸气不够、头晕和失眠等症状。一般分为心气虚弱、胆怯易惊型和心脾两脏虚损型。

1. 心气虚、胆怯易惊型

[取穴] 心俞至胆俞的连线、内关穴、关元穴。

[方法] 采用刺血拔罐法，梅花针以轻度手法叩刺内关穴、关元穴，以出血点较多为度，再将大小适宜的罐吸拔在穴位上。同时在心俞至胆俞的连线上涂抹万花油，用火罐吸定后来回走罐，至皮肤潮红为止。每日1次，10次为1疗程。

2. 心脾两脏虚损型

[取穴] 心俞穴、脾俞穴、内关穴、气海穴、关元穴。

[方法] 采用艾灸拔罐法。将大小适宜的罐吸拔在穴位上，留罐10分钟。

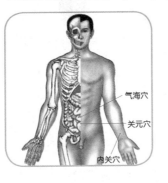
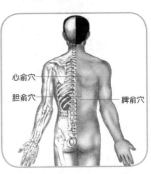

之后行温和灸15分钟，以皮肤感觉温热、舒适感为度，10次为1疗程。

小贴士

食疗小验方：

1.远志10克，白酒500毫升，先将远志研末，浸入白酒中，3日后即可饮用，每日1小盅。有安神益智，消肿止痛的作用。适用于惊悸失眠、迷惑善忘、痈疽肿毒等症。

2.龙眼肉200克，浸泡于60度白酒（500毫升）内，半个月后即可饮用。有补心脾，助精神的作用。适用于失眠，健忘，惊悸，虚劳衰弱等症。

呕吐

呕吐是指胃失和降，气逆于上，胃内容物经食管、口腔吐出的一种病症。有物有声为呕，有物无声为吐，无物有声为干呕。但呕与吐常同时发生，很难截然分开，故并称为呕吐。根据病因及发作时特点的不同可分为饮食停滞和肝气犯胃两型。

1.饮食停滞型

[取穴] 大椎穴、胃俞穴、中脘穴、足三里穴、上巨虚穴、下巨虚穴。

[方法] 采用刺血拔罐法，用梅花针在大椎穴上以中度手法叩刺，留罐，以皮肤冒出较多血点为度。其余穴位采用留罐法。留罐10分钟，每日1次，5次为1疗程。

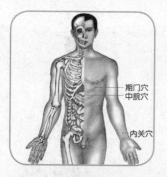
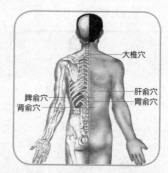
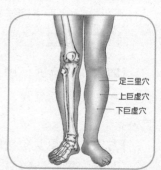

2.肝气犯胃型

[取穴] 肝俞穴、脾俞穴、内关穴、期门穴、中脘穴、足三里穴。

[方法] 采用留罐法，留罐10分钟，每日1次，3次为1疗程。

小贴士

呕吐的救护措施：

1.禁食、禁水4～6小时，以防误入气管。呕吐停止后逐渐恢复进食。

2.昏迷病人将头呈侧位，及时擦净口腔内呕吐物，禁止用毛巾堵住鼻、口腔。警惕呕吐物呛入气管。

3.一般呕吐可给予镇静药、止吐药治疗，如安定、胃复安、阿托品、吗丁啉等。

4.剧烈呕吐者尽快送医院检查处理。

面瘫

面瘫俗称"面神经麻痹""歪嘴巴""歪歪嘴""吊线风"，是以面部表情肌群运动功能障碍为主要特征的一种常见病。分为周围性面瘫和中枢性面瘫。本病起病急骤，颜面向健侧歪斜，患侧肌肉松弛，额纹消失，眼睛闭合不全，鼻唇沟变浅或消失，口角下垂，不能做皱眉、露齿、鼓腮等动作。部分病人初起有耳后疼痛，还可出现患侧舌前味觉减退或消失。一般分为风寒外袭型和痰浊内阻型。

1.风寒外袭型

[取穴] 太阳穴、上关穴、下关穴、颊车穴、地仓穴。

[方法] 采用艾灸拔罐法、闪罐法。可先用梅花针轻轻叩刺患侧面部太阳穴、上关穴、下关穴、地仓穴、颊车穴，然后在上述穴位上闪罐5～10分钟，再用艾条温和灸15分钟，每日1次，3次为1疗程。另嘱患者用热毛巾湿敷患处，每次15分钟，每日2～3次。

2.痰浊内阻型

[取穴] 太阳穴、上关穴、下关穴、颊车穴、阳白穴、地仓穴、合谷穴、中脘穴、足三里穴（见88页图）、丰隆穴（见69页图）。

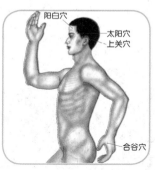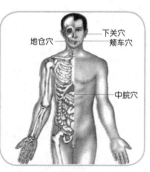

[方法] 采用刺血拔罐法。先用梅花针轻轻叩刺患侧面部太阳穴、阳白穴、上关穴、下关穴、地仓穴、颊车穴，将大小适宜的罐吸拔在穴位上，在太阳穴、下关穴、地仓穴、颊车穴拔罐后留罐5～10分钟，以局部较多血点冒出皮肤为度，每日1次，5次为1疗程。

小贴士

食疗小验方：

紫苏叶3～6克，生姜3克，红糖15克，以滚水浸泡5～10分钟，即可饮用。具有疏风散寒，理气解表的效用。适用于外感风邪引起的诸症。

面肌痉挛

面肌痉挛又称面肌抽搐，表现为阵发性不规则的半侧面部肌肉的不自主抽搐，多数是一侧发病，偶尔可见双侧发病者。多在中年以后起病，患者中女性多于男性。

开始时是一侧眼睑跳动，之后逐渐由上向下扩展到面颊及整个半侧面部，产生不自主的痉挛，情绪紧张、过度疲劳可使病情加重。随着病程的进展，发作会越来越频繁，有些患者到晚期可发展为半侧面瘫。

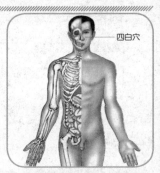

四白穴

[取穴] 四白穴或抽动肌的起点处。

[方法] 采用留罐法，用口径为2~3厘米的小罐，将3根火柴同时点燃，迅速投入瓶内，当火苗窜出罐口1厘米时，迅速将罐拔到所选择的部位上，留罐20~30分钟。

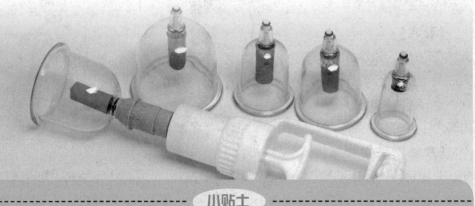

小贴士

面肌痉挛的饮食原则：

1.多食新鲜蔬菜，水果，粗粮，豆类，鱼类。

2.平时心情保持愉悦，轻松，劳逸适度，保持充足睡眠。

3.减少外界刺激，如电视、电脑、紫外线等。

4.患者应注意勿用冷水洗脸，遇风、雨寒冷时，注意头面部保暖。

5.适当增加B族维生素的摄入。

神经衰弱

神经衰弱为神经官能症中最常见的一个类型，主要表现为精神易兴奋和脑力疲劳。常由于精神过度紧张、思想负担过重、脑力劳动过度等引起大脑皮层兴奋和抑制功能的紊乱而导致。

[取穴] 腰俞穴、腰阳关穴、大肠俞穴、足三里穴、三阴交穴、大椎穴、心俞穴、脾俞穴、气海俞穴、督俞穴、命门穴、腰眼穴等。

[方法] 采用留罐法，患者取坐位，用中号玻璃火罐吸拔在穴位上，至皮肤红晕发热为度，每日1次，15次为1个疗程。

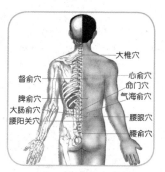

督俞穴
脾俞穴
大肠俞穴
腰阳关穴

大椎穴
心俞穴
命门穴
气海俞穴
腰眼穴
腰俞穴

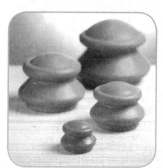

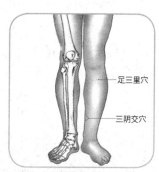

足三里穴
三阴交穴

小贴士

神经衰弱患者在饮食疗法方面应特别注意食用下列对脑有营养价值的食物：

1. 富含脂类的食物，如肝、鱼类、蛋黄、黄油、大豆、玉米、羊脑、猪脑、芝麻油、花生及核桃等。

2. 富含蛋白质的食物，如瘦猪肉、羊肉、牛肉、牛奶、鸡、鸭、鱼、蛋及豆制品等。

3. 富含糖的食物，如白糖、红糖、蜂蜜、甘蔗、萝卜、大米、面粉、红薯、大枣、甜菜及水果等。

4. 富含B族维生素、维生素PP(烟酸与烟酰胺)和维生素E的食物，如酵母、肝、卷心菜及海藻等。

5. 富含维生素C的食物，如一般水果及蔬菜中均含有丰富的维生素C。

三叉神经痛

三叉神经痛是指在三叉神经分布区域内反复发作短暂的阵发性剧痛。本病发作突然，疼痛呈电击样，每次持续时间为几秒到几分钟，间歇期无症状，常连续反复发作，多为单侧发病，双侧很少见。

三叉神经痛分为原发性和继发性两种，其中没有器质性病变的称为原发性三叉神经痛；继发性三叉神经痛是指由于机体的某种疾病侵犯三叉神经所致，常见的病因有颅内肿瘤、颅底蛛网膜炎、额窦炎、中耳炎等。本病多见于老年人，女性多于男性。

[取穴] 气户穴、风池穴、丝竹空穴、颊车穴。

[方法] 每次选两个穴位，采用药罐法，用面粉调入少量玉树神油，或松节油、樟脑水、薄荷水等，做成厚约0.2厘米的药饼，贴在穴位上，然后在上面拔罐，留罐10~15分钟，隔日1次，6次后改为每周1次，12次为1疗程。

小贴士

三叉神经痛的预防和日常保养：

1.饮食要有规律，宜选择质软、易嚼食物。因咀嚼诱发疼痛的患者，则要进食流食，切不可吃油炸食物，不宜食用刺激性、过酸过甜食物以及热性食物等；营养要丰富，平时应多吃些含维生素丰富及有清热解毒作用的食物；多食新鲜水果，蔬菜及豆制品类，少食肥肉多食瘦肉，食品以清淡为宜。

2.漱口、说话、刷牙、洗脸时动作宜轻柔，以免诱发扳机点而引起三叉神经痛。

3.注意头、面部保暖，避免局部受冻、受潮，不用过冷、过热的水洗脸；平时应保持情绪稳定，不宜激动，不宜疲劳熬夜、常听柔和音乐，心情平和，保持充足睡眠。

4.保持精神愉快，避免精神刺激；尽量避免触及"扳机点"；起居规律，室内环境应安静，整洁，空气新鲜。同时卧室不受风寒侵袭。适当参加体育运动，锻炼身体，增强体质。

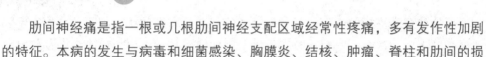

肋间神经痛

肋间神经痛是指一根或几根肋间神经支配区域经常性疼痛，多有发作性加剧的特征。本病的发生与病毒和细菌感染、胸膜炎、结核、肿瘤、脊柱和肋间的损伤等因素有关。

[取穴] 肝俞穴、膈俞穴、三阴交穴。

[方法] 采用留罐法，患者取坐位，将中等大小的罐吸拔在穴位上，留罐10~15分钟，每日1次。

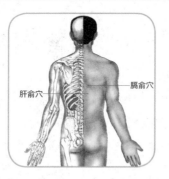

肝俞穴　膈俞穴

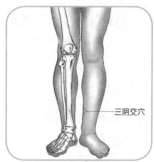

三阴交穴

小贴士

肋间神经痛的按摩疗法：

1. 将右手4指并拢，紧贴在大椎穴上，适当用力反复推擦0.5~1分钟，至局部发热为佳。有疏风散寒，调理肺气的功效。

2. 将一手中指指腹放在对侧肩部肩井穴上，适当用力揉按0.5~1分钟。双肩交替进行。有放松肌肉，活血通络的功效。

3. 将一手拇指指尖按在另一手的合谷穴上，适当用力掐压0.5~1分钟，以有酸胀感为佳，双手交替进行。有理气通腑，解痉止痛的功效。

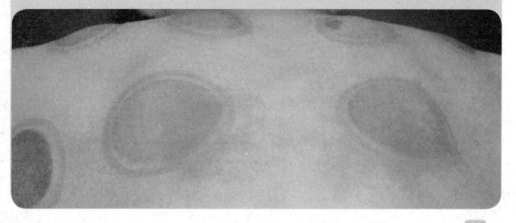

坐骨神经痛

坐骨神经痛是指发生在沿坐骨神经通路及其分布区的疼痛，可分为原发性和继发性两大类。原发性又称坐骨神经炎，临床较少见。继发性是因坐骨神经在其行程中遭受邻近病变的刺激或压迫所引起的。

[取穴] 命门穴、腰阳关穴、关元俞穴（双侧）、肾俞穴（双侧）、环跳穴（双侧）。

[方法] 采用留罐法，患者取坐位，将中等大小的罐吸拔在穴位上，留罐10~15分钟，每日1次。

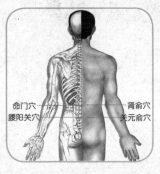

命门穴
腰阳关穴
肾俞穴
关元俞穴

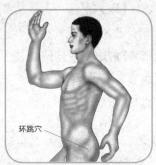

环跳穴

小贴士

坐骨神经痛患者的护理：

1. 患者取站立位或坐位，用患侧拇指的指尖按压环跳穴、承扶穴、阿是穴，每穴按压10~20秒钟，以局部感到酸胀为度。

2. 患者体位如前，用患侧拇指的指腹对梨状肌处弹拨6~10次，以局部感到酸痛为度。

3. 患者体位如前，用患侧拇指的指腹在环跳穴处进行由轻而重，再由重而轻地按揉 1~3分钟，以局部感到酸胀、发热、舒适为度。

4. 患者体位如前，用患侧手掌的掌根在患处进行按揉2~3分钟，以局部感到发热、舒适为度。

5. 本病经正确手法治疗后，疗效甚佳，有时几次甚至1次即可治愈。

6. 患者在日常工作劳动中，应避免再次受伤，同时应避风寒侵袭，以免加重病情。

第四章

外科疾病的拔罐疗法

WAIKE JIBING DE BAGUAN LIAOFA

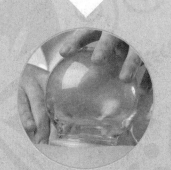

疖

疖是一种由化脓细菌侵入毛囊及其皮脂腺及周围皮下组织而导致的急性化脓性炎症，以局部高出皮肤，红肿热痛为特征。疖多见于儿童、产妇及病后体弱者，不同季节皆可发生，尤以夏季为多。好发于头、面、颈、背及腹部、臀部等多汗、易摩擦部位。

临床表现为红、肿、热、痛的小结节，继之形成小脓肿、颜面部疖，如根脚较深，病势急剧者，又名"疔"，俗称"白头老"，可自行破溃，脓液排出而自愈，多无全身症状。面部尤其是上唇和鼻部的疖，切不可摩擦搔抓、挤压，以防细菌由静脉进入颅内，造成颅内感染。

[取穴] 身柱穴、肝俞穴、脾俞穴、肾俞穴。

[方法] 采用刺血拔罐法，患者取仰卧位，对局部皮肤进行常规消毒后，用三棱针点刺，再用闪火法将中等大小的玻璃罐吸拔在点刺部位上，留罐5分钟，每日1次。

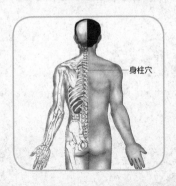
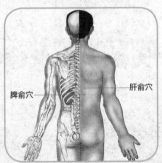
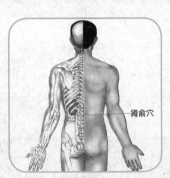

小贴士

疖的家庭护理：

1.用拔罐法治疗本病时，应等炎症液化成熟，创口通畅后进行。

2.深部疖肿不宜使用拔罐法。

3.长在面部的疖，千万不要用手去挤，以免发生危险。

4.治疗期间，应注意饮食，忌食辛辣、鱼腥等发物。

5.注意个人卫生，保持皮肤清洁。

6.应穿宽松的内衣，最好是棉质的。

痈

痈是一种由多个相邻毛囊和皮脂腺或汗腺的急性化脓感染性疾病，由金黄色葡萄球菌侵入所致，多发于项、背、腰、后颈、腹、臀等部位。

临床表现以表面潮红，灼热疼痛，周围界限清楚，在未成脓时无疮头而易消退，已成脓时易溃破，溃后脓液黏稠，疮口易敛为特点。常伴有头痛、发热、寒战等全身症状，统称为发背。中医认为，痈是气血受毒邪所困而壅塞不通所致。

[取穴] 曲池穴、委中穴、大椎穴、身柱穴。

[方法] 采用刺血拔罐法，对局部进行常规消毒后，用三棱针点刺，迅速加拔火罐，留罐10分钟，2月1次，5次为1个疗程。

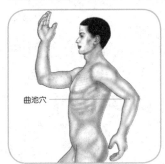
曲池穴

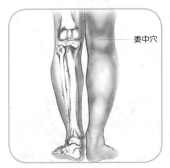
委中穴

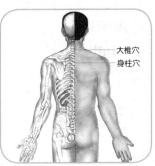
大椎穴
身柱穴

小贴士

痈的家庭护理及注意事项：

1.忌挤压，以免炎症扩散。特别是上唇和鼻两侧更不能挤压。因为此处血管丰富，如挤压、细菌可随血液进入脑或全身。

2.注意疮口周围皮肤保持清洁，防止脓水浸淫皮肤。

3.痈在下肢者，宜抬高患肢，并减少活动，注意休息。

4.饮食宜清淡，忌食血腥辛辣及肥甘厚味。

5.患处尽可能避免碰撞，以免感染扩散。

6.痈已溃破者及孕妇的腹部、腰骶部，不可施行药熨法。

7.唇痈不宜手术。

8.注意有无全身感染情况，以便对症治疗。

丹毒 〇

　　丹毒是皮肤突然发红或黏膜内网状淋巴管的急性传染性、细菌性感染疾病。多由溶血性链球菌自不易察觉的皮肤破损处侵入引起，好发于面颊及四肢。因其所发部位不同，又有抱头火丹、内发丹毒、赤游丹、流火丹等病名。本病炎症不侵及皮下组织，极少化脓，病程进展快，可引起全身中毒症状。

　　临床表现为起病急，突然发冷发热，头痛，局部皮肤变赤，色如丹涂脂染，灼热肿胀，迅速扩大，连缘稍高起，与周围正常皮肤之间界限清楚，发无定处等。重者可出现炎性水泡，呈跳跃式发展，局部有灼热感和疼痛。病程约3周。中医认为该症多因火热毒邪侵犯，郁于肌肤，不得宣泄而发。

　　[取穴] 曲池穴、血海穴、阴陵泉穴、三阴交穴。

　　[方法] 采用刺血拔罐法，双侧穴位交替使用，患者取仰卧位，对局部皮肤进行常规消毒后，用三棱针点刺，然后在点刺部位加拔小口径的火罐，留罐5~10分钟，隔日1次。

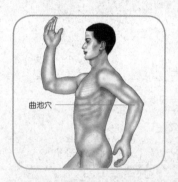
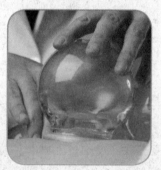
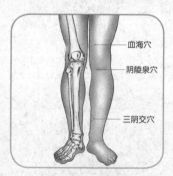

血海穴
阴陵泉穴
三阴交穴
曲池穴

小贴士

丹毒的家庭护理及注意事项：

　　1.患者应注意休息，抬高患肢。

　　2.每天可用50%的硫酸镁热敷局部。

　　3.患病期间忌烟酒及辛辣、鱼腥食品。

　　4.在全身和局部症状消失后，尚须继续用药数日，不宜过早停药，以防复发。

　　5.丹毒一般不会化脓，不需手术治疗。

　　6.若出现高热、神昏、谵语，应立即送医院治疗。

颈椎病

颈椎病又称颈椎综合征，是指颈椎及其周围软组织，如颈间盘、后纵韧带、黄韧带、脊髓鞘膜等发生病理改变而导致颈神经根、颈部脊髓、椎动脉及交感神经受到压迫或刺激而引起的综合征群。常见的病因有颈椎退变急性损伤、慢性劳损、颈椎先天性椎管狭窄，咽部炎症。该病好发于40岁以上成年人，无论男女皆可发生，是临床常见多发病。

[取穴] 大椎穴、肩井穴、天宗穴、曲池穴、手三里穴、外关穴、夹脊穴。

[方法]（1）留罐法：坐位或俯卧位，若颈痛拔颈部夹脊穴、大椎穴、压痛点；若肩背痛加拔肩井穴、天宗穴；若上肢麻木疼痛加拔曲池穴、手三里穴、外关穴，留罐10～15分钟。每日治疗1次，10次为1个疗程。

（2）针罐法：根据颈椎病类型及疼痛部位，先针刺上述穴位，然后选择大小适宜的火罐，再在相应的麻木疼痛部位拔罐，留罐10～15分钟。

（3）走罐法：坐位或俯卧位，在颈部涂上适量的按摩乳或油膏，选择大小适宜的火罐，用闪火法将罐吸拔于颈部夹脊穴，然后沿颈部脊柱两旁，做上下来回走罐数次，直至局部皮肤潮红。

（4）刺血拔罐法：用梅花针叩刺大椎穴及压痛点，至皮肤点状出血，然后立即拔罐，至拔出少量血液，起罐后擦净皮肤上的血液，用碘伏棉球消毒即可。

（5）药罐法：先取防风、木瓜、秦艽、桃仁、红花、川椒、葛根、桂枝等各20克，用纱布包好，放入锅中煎煮半小时，滤出药液；再将竹罐放入药中煮10分钟，用镊子夹出竹罐，甩去药液，迅速用干毛巾捂住罐口，趁热将竹罐扣于大椎穴、颈部夹脊穴、压痛点，留罐15～20分钟。每日1次，10次为1个疗程。

小贴士

颈椎病治疗四大误区：

1. 不恰当的反复牵引。颈部牵引是目前治疗颈椎病较有效的方法之一，但不恰当的反复牵引可导致颈椎附着的韧带松弛，加快退行性病变，降低了颈椎的稳定性。

2. 反复盲目按摩、复位。颈椎病发病机制复杂，在做按摩复位治疗前必须要排除椎管狭窄、严重的椎间盘突出、颈椎不稳定等，脊髓型颈椎病绝对禁止重力按摩和复位，否则极易加重症状，甚至可导致截瘫。

3. 在治疗过程中不注意颈椎生理弯曲的恢复。盲目牵引，使颈部的肌肉韧带长期处于非生理状态，会造成慢性损害，所以在治疗过程中应注意颈椎生理弯曲的恢复和保持。建议采用中药治疗，有利于生理弯曲恢复，症状消失。

肩周炎

肩周炎又称肩关节周围炎，是肩关节周围软组织(关节囊、韧带等)的一种退行性炎性疾病。本病多发于50岁左右的中年人，故又称"五十肩"。早期以肩部疼痛为主，夜间加重，并伴有凉、僵硬的感觉；后期病变组织会有粘连，且并发功能障碍。一般分为风寒阻络型和气血瘀滞型。

1.风寒阻络型

[取穴] 大椎穴、天宗穴、肩贞穴、肩髃穴。

[方法] 采用针刺血拔罐法。先用毫针刺入，得气后留针10分钟。出针后，将大小适宜的罐吸拔在穴位上，留罐10分钟，起罐后或加温和灸10分钟，隔日1次，5次为1疗程。

2.气血瘀滞型

[取穴] 天宗穴、膈俞穴、肝俞穴、肩髃穴。

[方法] 采用刺血拔罐法，先用三棱针点刺各穴，以微出血为度。起针后将大小适宜的罐吸拔在穴位上，留罐10分钟，每日1次，10次为1疗程。

-------------------- 小贴士 --------------------

预防肩周炎的措施：

1.加强体育锻炼是预防和治疗肩周炎的有效方法，但贵在坚持。如果不坚持锻炼，不坚持做康复治疗，肩关节的功能仍难以恢复正常。

2.营养不良可导致体质虚弱，而体质虚弱又常导致肩周炎。如果营养补充得比较充分，加上适当锻炼，肩周炎常可不药而愈。

3.受凉常是肩周炎的诱发因素，因此，为了预防肩周炎，中老年人应重视保暖防寒，勿使肩部受凉。一旦着凉也要及时治疗，切忌拖延不治。

痔疮

痔疮是肛门直肠底部及肛门黏膜的静脉丛发生曲张而形成的一个或多个柔软的静脉团的一种慢性疾病。本病是成年人极为常见的疾病，会随年龄增长而发病率增高。

引起痔疮的原因很多，如习惯性便秘，妊娠和盆腔肿物，年老久病，体弱消瘦，长期站立或久坐，运动不足，劳累过度，食辛辣食物过多，冬季缺乏蔬菜，肠道慢性炎症等。

拔罐

[取穴] 会阳穴、白环俞穴、大肠俞穴、次髎穴、承山穴（见103页图）。

[方法]

取以上各穴，施以毫针罐法，施罐前先在穴位上针刺，待得气后，立即用闪火法将罐吸拔在针刺部位，留罐10～20分钟，每日1次，6次为1个疗程。或每次选特异点2～3处，施以刺血罐法，留罐10～15分钟，隔日1次，6次为1个疗程。

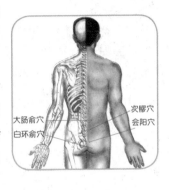

小贴士

痔疮患者的注意事项：

1.宜常食易于消化、质地较软的食物。

2.力求大便通畅，宜食用富含纤维素的食物，如新鲜蔬菜、水果、银耳、海带等。

3.宜摄取具有润肠作用的食物，如梨、香蕉、菠菜、蜂蜜、芝麻油及其他植物油、动物油。

4.宜选用质地偏凉的食物，如黄瓜、苦瓜、冬瓜、西瓜、藕、笋、芹菜、菠菜、莴苣、茭白、蕹菜、茄子、丝瓜、蘑菇、鸭蛋、鸭肉等，以免加重湿热而导致便血。

5.久治不愈、长期出血、体虚者，宜适当食用滋补性食品。

脱肛

脱肛又名直肠脱垂，是指肛管、直肠向下脱出于肛门之外。多见于老年人和1～3岁的儿童。本病可归属于祖国医学的"脱肛"范畴。其病因、病机为素体虚弱，中气不足或劳力耗气，产育过多，大病、久病而使气虚失摄所致。

临床表现为便后有黏膜自肛门脱出，并可自行缩回；以后渐渐不能自行回复，需用手上托方能复位，常有少许黏液自肛门流出，排便后有下坠感和排便不尽感，排便次数增多。

脱出的黏膜、肠壁如不及时送还，时间长了可因慢性刺激而发炎、红肿、糜烂、溃疡，甚至坏死。

[取穴] 百会穴、脾俞穴、大肠俞穴、次髎穴、白环俞穴、长强穴、中脘穴、神阙穴、气海穴、关元穴、足三里穴、承山穴、三阴交穴。

[方法] （1）火罐法：取脾俞穴、大肠俞穴、次髎穴、长强穴、中脘穴、气海穴、关元穴、足三里穴、三阴交穴，先用艾条灸各穴3分钟左右，再拔火罐。

（2）针罐法：取脾俞穴、大肠俞穴、白环俞穴、长强穴、气海穴、关元穴、足三里穴、承山穴，常规消毒后，用毫针针刺，起针后拔罐。

（3）刺血拔罐法：取腰骶部阳性点以及大肠俞穴、长强穴、气海穴、百会等穴，用三棱针点刺出血，然后拔罐。

（4）药罐法：取神阙穴，用闪火法拔罐，然后将升麻、蓖麻子等份研末，用醋调和做成药饼敷于神阙穴，于次日治疗前3小时取下。

小贴士

预防脱肛的措施：

1.积极参加体育活动和肛门功能锻炼，增强体质，改善肛门功能、增加肛门括约肌的收缩力。

2.饮食上多吃蔬菜、水果，少食辛辣刺激性食物，如辣椒、酒等。

3.保持肛门部清洁卫生，便后应用软纸擦肛，睡觉前最好用温水洗肛门部，这样即保持肛门的清洁卫生，又可促进肛门部的血液循环。

4.养成良好的排便习惯，便时不要看书、看报、用力努挣。

足跟痛

　　足跟痛症多见于中老年人。轻者走路、久站才出现疼痛；重者足跟肿胀，不能站立和行走，平卧时亦有持续酸胀或刺样、灼热样疼痛，痛时甚至牵连至小腿后侧。病因与骨质增生、跗骨窦内软组织劳损、跟骨静脉压增高等因素有关。

　　祖国医学认为，本病系年老肾虚，体质虚弱，肾阴阳俱亏，不能温煦和滋养足少阴肾经循行线路上的筋骨，跟骨失养，致使劳损而发生疼痛，或因风、寒、湿邪侵袭，致使气滞血瘀，经络受阻而发生疼痛。

拔罐

　　[取穴] 涌泉穴、昆仑穴、太溪穴、照海穴、承山穴。

　　[方法] 取上穴，采用涂药罐法，或刺血罐法、皮肤针罐法。留罐10～15分钟，每日或隔日1次。涂药罐首先在穴位处涂以风湿油、红花油或补肾活血的药液，然后在穴位上吸拔。施术后，以川芎细末装入与足跟相应大小的薄布袋内，药厚约2毫米，缝上袋口，然后再将药袋缚系足跟痛点上，在走路、睡眠时也不要解除，每2日换药1次。

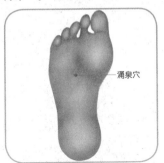

涌泉穴

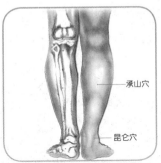

承山穴

昆仑穴

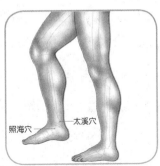

照海穴　太溪穴

小贴士

　　足跟痛的食疗与禁忌：

　　1. 补充维生素B_6，可帮助钙质吸收和预防骨刺的形成。

　　2. 补充维生素C。

　　3. 多食含钙的食物。

　　4. 多食含镁的食物，如蔬菜、谷类、肉类、豆类及豆制品。

　　5. 避免食用酒精、咖啡、糖类食品，有助于机体恢复，保持体内矿物质的平衡。

骨质疏松症

骨质疏松症是一种多发病，主要是由于体内缺少钙、磷等营养素，体内单位体积骨基质减少，骨量和骨强度降低。可分为原发性和继发性两种。原发性骨质疏松症主要是老年性骨质疏松症；继发性骨质疏松症是由糖尿病、甲状腺功能亢进等疾病所引起的。

主要表现为腰背疼痛，四肢麻木，全身无力，腿抽筋等，严重者可使脊柱缩短而使身体变矮，也可出现驼背，容易发生骨折。其中腰背疼痛常沿脊柱向两侧扩散，仰卧或坐位时疼痛减轻，直立后疼痛加重，弯腰、运动、咳嗽和大便用力都可使疼痛加重。

[取穴] 足三里穴、肾俞穴、脾俞穴、膏肓穴、关元穴。

[方法] 采用药罐法，先将肉桂、附子、锁阳、肉苁蓉各等份，冰片少许，研成细末，加水调和制成圆饼，在穴位上拔罐，留罐10~20分钟，然后将药饼贴敷在穴位上，1~2小时后取下。隔日1次，10次为1个疗程，疗程间隔5天。本法适用于虚证，表现为乏力，气短懒言，四肢痿软，面色苍白，自汗，心悸失眠。

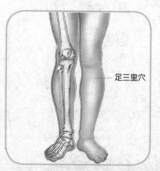
足三里穴

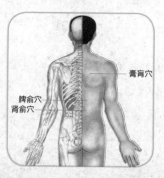
膏肓穴
脾俞穴
肾俞穴

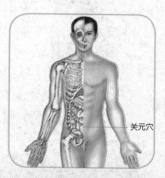
关元穴

小贴士

骨质疏松症的防治及护理：

1.患者应注意饮食，多吃富含钙、磷、维生素及蛋白质的食物。

2.平时可以适当地晒晒太阳，以补充维生素D，促进钙的吸收。

3.因骨质疏松的患者非常容易骨折，所以平时应多加注意，避免因摔倒、碰撞而导致骨折。

4.进行适当的体育锻炼，以增强体质。

踝关节扭伤

踝关节扭伤，是指踝关节过度内翻或外翻，或突然跖屈，造成踝关节周围软组织扭伤，临床以外踝部韧带损伤多见。本病多因行、走、跑、跳、蹬、踢等运动姿势不当或遇地面障碍闪让不及所造成。急性损伤会立即出现疼痛、肿胀、活动受限、行走困难等症状；日久劳损或外伤后遗症也可经常引发疼痛。一般分为气滞血瘀型和寒湿阻滞型。

拔罐

1.气滞血瘀型

[取穴] 膈俞穴（见49页图）、血海穴、昆仑穴（见103页图）、解溪穴、丘墟穴。

[方法] 采用刺血拔罐法，用三棱针在扭伤部位的肿痛处、瘀血处及上述各穴浅刺出血，挤出血数滴后，将大小适宜的罐吸拔在穴位上，留罐10分钟，每日1次，3次为1疗程。

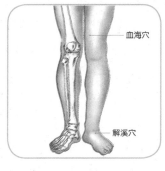

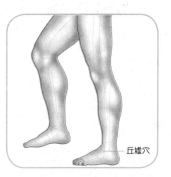

2.寒湿阻滞型

[取穴] 足三里穴（见104页图）、三阴交穴（见98页图）、昆仑穴（见103页图）、解溪穴、丘墟穴。

[方法] 采用艾灸拔罐法。踝关节疼痛部位及上述各穴用艾条温和灸20分钟，以皮肤潮红、人体感觉舒适为度，上述各穴留罐10分钟，每日1次，5次为1疗程。

---------------------------- 小贴士 ----------------------------

小偏方治踝关节扭伤：

1. 羌活6克，防风9克，荆芥6克，独活9克，当归12克，续断12克，青皮5克，牛膝9克，五加皮9克，杜仲9克，红花6克，枳壳6克。水煎服，每日1剂。

2. 大黄2份，侧柏叶2份，泽兰1份，黄柏1份，防风1份，乳香1份。共研细末，用水、蜜糖调煮，外敷患处。

急性阑尾炎

急性阑尾炎是一种常见的外科急腹症，本病的发生大多与阑尾腔阻塞和细菌感染有关。任何年龄均可发病，但以青年患者居多。主要类型有急性单纯性阑尾炎、急性化脓性阑尾炎、坏疽及穿孔性阑尾炎、阑尾周围脓肿。起病急，多数先在脐周或上腹部出现阵发性腹痛，经过几个小时后，疼痛转移到右下腹部，并呈持续性。可伴有恶心、呕吐、食欲减退、腹泻等胃肠道症状，全身症状在病初时表现为头痛、乏力、疲倦等，随着病情发展可出现发热、口渴、脉快、尿黄等。右下腹有压痛、反跳痛。

[取穴] ①大椎穴、曲池穴、中脘穴、关元穴；②大椎穴、关元穴、大横穴、阑尾穴、阿是穴。

[方法] 取①组穴，大椎穴采用刺血拔罐法，对局部进行常规消毒后，用针挑刺大椎穴，将小号玻璃罐吸拔在挑刺部位，以出血量3~5毫升为宜；其他穴位采用留罐法，将中号玻璃罐吸拔在穴位上，留罐15~20分钟，每日1次。或取②组穴，大椎穴采用刺血拔罐法，对局部进行常规消毒后，用针挑刺大椎穴，将小号玻璃罐吸拔在挑刺部位，以出血量5~10毫升为宜；其他穴位采用留罐法，将中号玻璃罐吸拔在穴位上，留罐15~20分钟，每日1次。

小贴士

阑尾炎术后注意事项：

1. 腹痛在没有明确诊断之前不可随便用止痛药。因为止痛后会掩盖病情，容易延误诊断而造成严重后果。

2. 患急性阑尾炎后，如果家庭治疗无效应及时送往医院。

3. 非手术治疗者，用药时应彻底。在症状、体征消失后仍应用药一周，以巩固疗效，减少复发。

4. 住院治疗应听从医生安排。陪护人员应配合医护人员做好病人的工作。

5. 阑尾炎病情及体征变化较大，有很多病人表现不典型。在没有把握的情况下最好去医院就诊，以免延误诊断、治疗。

急性腰扭伤

急性腰扭伤是指腰部活动不当所致的腰部软组织急性损伤，也称"闪腰"，是一种常见病，多由姿势不正、用力过猛、超限活动及外力碰撞等因素引起。多发生于青壮年和体力劳动者。

本病发生突然，有明显的腰部扭伤史，严重者在受伤时腰部有撕裂感和响声。伤后腰部立即出现剧烈的疼痛，当即不能活动，疼痛呈持续性。也有当时并无明显的疼痛，可以继续工作，但休息后或次日出现腰部疼痛。表现为腰部剧烈疼痛，活动受限，不能挺直，行走不利，俯、仰、扭转困难，咳嗽、喷嚏、大小便可使疼痛加剧，严重者卧床不起。站立时往往用手扶住腰部，坐立时用双手撑着椅子以减轻疼痛。

[取穴] ①大肠俞穴、血海穴、委中穴、阿是穴；②委中穴、肾俞穴（见104页图）、阿是穴。

[方法] 取①组穴，采用留罐法，患者取坐位，将中等大小的罐吸拔在穴位上，留罐10~15分钟，每日1次。或取②组穴，采用刺血拔罐法，对局部皮肤进行常规消毒后，用三棱针点刺出血，然后拔罐，留罐15分钟。

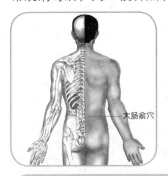

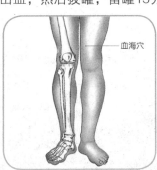
血海穴

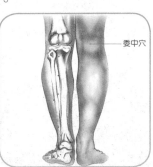
委中穴

大肠俞穴

小贴士

急性腰扭伤患者的注意事项：

1. 发病后应卧床休息，使用硬板床。

2. 注意腰部保暖，避免风寒。

3. 可配合使用针灸、理疗等方法。

4. 疼痛减轻后可适当进行腰背肌功能锻炼。

慢性腰肌劳损

慢性腰肌劳损是指腰背部肌肉、筋膜、韧带等软组织的慢性损伤，导致局部无菌性炎症，从而引起腰背部一侧或两侧的弥漫性疼痛，是慢性腰腿痛中常见的疾病之一。

中医学认为，本病多由劳逸不当，气血筋骨活动失调；或汗出受风，露卧贪凉，寒湿侵袭；或年老体弱，肝肾亏虚等引起。

[取穴] 肾俞穴、气海俞穴、腰阳关穴、关元俞穴、白环俞穴、次髎穴、居髎穴、阳陵泉穴、委中穴、承山穴、飞扬穴。

[方法] （1）火罐法：用闪火法将罐吸附于肾俞穴、关元俞穴、腰阳关穴、次髎穴、委中穴、承山穴、腰部压痛点(阿是穴)，或用抽气罐法。

（2）针罐法：取肾俞穴、气海俞穴、居髎穴、次髎穴、白环俞穴、阳陵泉穴、飞扬穴，常规消毒后，用毫针针刺，起针后，用闪火法拔罐。

（3）刺血拔罐法：取肾俞穴、阿是穴、委中穴，消毒后用皮肤针重叩或三棱针点刺出血，后拔罐。

（4）药罐法：用麻黄、艾叶、木瓜、川椒、秦艽、透骨草各10克，煎煮取汁适量，涂抹于疼痛部位，然后拔罐。

小贴士

慢性腰肌劳损的自我保健：

1. 按揉肾俞、腰俞、委中、阿是穴，每穴2分钟。

2. 两手半握拳，在腰部两侧凹陷处轻轻叩击，力量要均匀，不可用力过猛，每次叩击2分钟。

3. 两腿齐肩宽站立，两手背放在背部，沿腰两侧骶棘肌上下按摩100次，以腰部感觉发热为度。

4. 双手叉在腰部，两腿分开与肩同宽，腰部放松，呼吸均匀，做前后左右旋转摇动，开始旋转幅度要小，逐渐加大，一般旋转80~100次。

5. 弹拨痛点10~20次，然后轻轻揉按1~2分钟。

腰椎间盘突出症

腰椎间盘突出症是指腰椎间盘受到挤压、牵拉、扭转等因素的作用，致使腰椎间盘的纤维环破裂，髓核突出，刺激或压迫相应的神经根，引起单侧或双侧腰腿痛为表现的综合征。以腰椎4～5和腰5－骶1椎间盘突出发病率最高，好发于20～50岁的男性。

[取穴] 肾俞穴、大肠俞穴、八髎穴、环跳穴、居髎穴、承扶穴、压痛点、委中穴、承山穴。

[方法]（1）留罐法：患者俯卧位，选择大小适中的火罐或真空罐，吸拔于腰部压痛点、肾俞穴、大肠俞穴、八髎穴、环跳穴、居髎穴、承扶穴、委中穴、承山穴，留罐15～20分钟。每日1次，10次为1个疗程。

（2）针罐法：患者俯卧位，先针刺患侧肾俞穴、大肠俞穴、八髎穴、环跳穴、居髎穴、承扶穴、腰部压痛点及委中穴、承山穴，然后选择大小适中的火罐，再在上述各穴位拔罐，留罐10～15分钟。

（3）走罐法：患者俯卧位，在患侧腰部涂上适量的按摩乳或油膏，选择大小适宜的火罐，用闪火法将罐吸拔于腰部疼痛处，然后沿患侧腰部压痛点自上而下，做来回推拉走罐数次，直至局部皮肤潮红。

（4）刺血拔罐法：患者俯卧位，用梅花针叩刺腰部压痛点，至皮肤点状出血，然后立即拔罐，使拔出少量瘀血，起罐后擦净皮肤上的血液，用碘伏棉球消毒即可。

------------------------------ 小贴士 ------------------------------

腰椎间盘突出的预防：

1.饮食均衡，少食蛋白质、维生素含量高的食物，多食脂肪、胆固醇低的食物，防止肥胖，戒烟控酒。

2.工作中注意劳逸结合，保持姿势正确，不宜久坐久站，剧烈体力劳动前先做准备活动。

3.卧床休息，宜选用硬板床，保持脊柱生理弯曲。

4.保持良好的生活习惯，防止腰腿受凉，防止过度劳累。

5.站姿或坐姿要正确。脊柱不正，会导致椎间盘受力不均匀，是造成椎间盘突出的隐伏根源。

6.锻炼时压腿弯腰的幅度不要太大，否则不但达不到预期效果，还会造成椎间盘突出。

7.提重物时不要弯腰，应该先蹲下拿到重物，然后慢慢起身，尽量做到不弯腰。

棘上、棘间韧带损伤

棘上韧带损伤从枕骨隆突到第5腰椎棘突，附着在棘突的表面，棘间韧带是连接两个棘突之间的腱性组织，这两种韧带常常同时发生损伤。本病的病因主要是长期弯腰工作，弯腰负重或暴力损伤。患者以20～50岁之间居多。

棘上韧带损伤，脊柱中线部位疼痛，呈断裂样、刀割样或针刺样，病情轻者为酸痛，疼痛可向臀部放射，重者不能弯腰，坐卧困难，局部有明显的压痛。急性损伤者可见肿胀、皮下瘀血，慢性劳损者局部有条索状病变组织，有浮动感和剥离感。

棘间韧带损伤：表现为棘突间隙疼痛无力，疼痛可向骶部或臀部放射，弯腰时出现断裂感觉，损伤的韧带处棘突或棘间有压痛，骶棘肌痉挛，腰部活动受限，特别是弯腰动作。

[取穴] 肝俞穴、脾俞穴、肾俞穴、三阴交穴。

[方法] 采用刺血拔罐法，对疼痛部位进行常规消毒后，用消毒的三棱针点刺3~5下，用闪火法将罐吸拔在点刺处，拔出血液1~2毫升；其余穴位采用留罐法，用闪火法将中等大小的火罐吸拔在穴位上，留罐10～15分钟，每日1次。

------------------------- 小贴士 -------------------------

1.拔罐方法适用于慢性损伤者，在治疗时可配合使用针灸、推拿、理疗等方法。

2.急性损伤者应及时到医院进行治疗，并卧床休息，减少腰部活动，以利于疾病的治疗。

3.注意患部保暖，避免受寒而感染。

4.慢性劳损患者可适当进行腰背肌功能锻炼。

第三腰椎横突综合征

第三腰椎横突综合征是因局部劳损，筋膜增厚粘连，对通过的腰神经后外侧支产生卡压所致。以腰部、臀部酸痛及腰部活动受限为主的综合征。

主要表现为腰部或腰臀部的弥漫性疼痛，疼痛多向下发展到臀部，再经大腿后侧放射到膝部以上，腰部做俯仰活动受限，腰向健侧侧屈或腰部旋转活动时尤其严重，翻身及步行困难，早晨起床时疼痛较重，有些患者可触及到纤维性软组织硬结，骶棘肌外缘第三腰椎横突端处有局限性压痛。

[取穴] 第三腰椎横突末端的阿是穴、肾俞穴、委中穴。

[方法] 采用针罐法加拔罐法，患者取俯卧位，对局部皮肤进行常规消毒后，用2~3寸的针灸针，分别从第三腰椎突末端的阿是穴进针，沿着横突上下缘向脊椎方向各施一针，使针体与皮肤成15°~35°角，进针后行较大幅度的提插捻转，使患部出现较强烈的针感；用2.5寸的针在肾俞穴、委中穴直刺2寸左右，针感均为局部胀痛；在留针过程中，将艾绒搓成一团，裹在针柄上点燃，通过针体将热力传入穴位，留针30分钟。期间须注意防止艾火脱落烫伤皮肤。起针后，拔火罐于阿是穴，留罐5~10分钟，每日1次，6日为1个疗程。

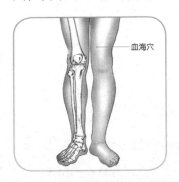
血海穴

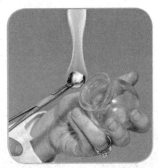

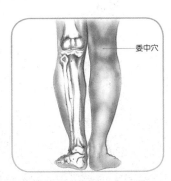
委中穴

小贴士

第三腰椎横突的家庭护理：

1.在采用拔罐疗法的同时，可配合使用推拿、针灸等疗法，效果更好。

2.注意患部保暖，避免受寒。

3.注意休息，避免腰部作用屈伸和旋转活动。

增生性膝关节炎

增生性膝关节炎又称退行性关节炎、肥大性膝关节炎、老年性膝关节炎，是由于关节软骨退行性变化而引起的以骨质增生为主的关节病变，发病主要与劳损、外伤、遗传、新陈代谢障碍等因素有关。中老年发病率较高，尤其是50~60岁最为多见，女性多于男性。

发病缓慢，患者多有劳累史，表现为膝关节疼痛，发病初期疼痛为发作性，以后发展为持续性，昼轻夜重，久站、久行、上下楼梯等可使疼痛加重。表现为膝关节活动受限，关节活动有弹响、摩擦音，部分患者可出现关节肿胀。

[取穴] 鹤顶穴、内膝眼穴、犊鼻穴、梁丘穴、血海穴、伏兔穴、委中穴、承山穴。

[方法] 采用针后拔罐法常规针刺上述穴位，针后在穴位处拔罐，留罐约15分钟。

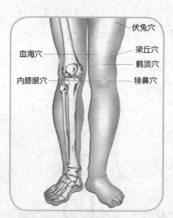 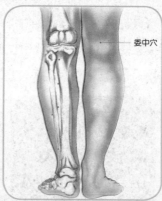 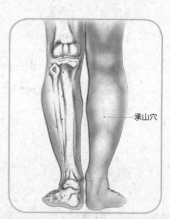

小贴士

增生性膝关节炎的家庭护理：

1.本病的治疗往往需要较长的时间，所以患者应树立信心，坚持治疗。

2.在采用拔罐疗法治疗的同时，可配合使用推拿、热敷、理疗等疗法。

3.注意休息，不要过于劳累或过于负重，也不要久站、久行，以减轻膝关节的负担。

4.可适当进行膝关节伸屈活动的锻炼。

梨状肌综合征

梨状肌综合征由梨状肌损伤引起，以骶髂关节区疼痛，坐骨切迹和梨状肌痛较重，放射到大腿后外侧，引起行走困难、跛行为主要表现的综合征。

梨状肌综合征的主要表现是疼痛、呈跳痛、锐痛、灼烧痛或刀割样痛，以臀部为主，可向下肢放射，双腿屈曲困难，尤其是在晚上影响睡眠。患者行走时常呈鸭步状态，行走一段距离后疼痛剧烈，严重时不能行走。有的患者还可伴有小腿外侧麻木、会阴部不适等症状。大小便、咳嗽、打喷嚏等可使疼痛加重。患侧臀部肌肉紧张，梨状肌处有明显的压痛，抬腿60°以下时疼痛加重，超过60°以后或达90°时，疼痛反而减轻或消失。

[取穴] 疼痛部位经脉循行的周围，阿是穴、承扶穴、殷门穴、委中穴、承山穴。

[方法] 采用刺血拔罐法，对局部皮肤进行常规消毒后，用皮肤针重叩，使皮肤发红并微微出血，然后拔火罐，如能拔出少量瘀血则疗效更好，其余穴位针刺，针刺后在该部位拔罐，留罐10～15分钟。

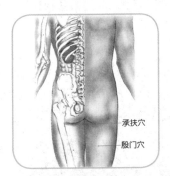
承扶穴
殷门穴

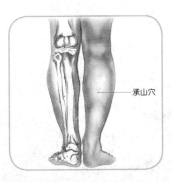
承山穴

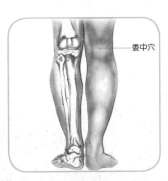
委中穴

小贴士

梨状肌综合征的家庭护理：

1.急性期应卧床休息，慢性期应加强髋、股及小腿肌肉的功能锻炼，防止发生肌肉萎缩。

2.在采用拔罐疗法治疗的同时，可配合推拿、热敷治疗。

3.注意局部保暖，避免受寒。

风湿性关节炎

风湿性关节炎是一种常见的急性或慢性结缔组织炎症。风湿在医学上是指关节及其周围软组织不明原因的慢性疼痛。临床以关节和肌肉游走性酸楚、疼痛为特征，属变态反应性疾病，是风湿热的主要表现之一，多以急性发热及关节疼痛起病。

[取穴] 大椎穴、肩外俞穴、身柱穴、肩贞穴、天宗穴、膈俞穴、肝俞穴、脾俞穴、三焦俞穴、肾俞穴、志室穴、关元穴、曲泽穴、天井穴、曲池穴、手三里穴、外关穴、阳溪穴、阳池穴、委中穴、承山穴、昆仑穴、血海穴、梁丘穴、膝眼穴、阳陵泉穴、三阴交穴。

[方法] （1）火罐法：腰上部位及上肢关节炎取大椎穴、身柱穴、膈俞穴以及病变局部穴位(肩关节选肩外俞穴、肩贞穴、天宗穴；肘关节选曲泽穴、曲池穴、天井穴、手三里穴；腕关节选阳池穴、外关穴、阳溪穴)；腰下部位及下肢关节炎取脾俞穴、三焦俞穴、志室穴、肾俞穴以及病变局部穴位(膝关节选血海穴、膝眼穴、梁丘穴、阳陵泉穴、委中穴；踝及跖关节选三阴交穴、承山穴、昆仑穴)，用闪火法拔罐或用抽气罐法。

（2）针罐法：取大椎穴、肝俞穴、肾俞穴、关元穴、膝眼穴、阳陵泉穴、昆仑穴、局部压痛点(阿是穴)，消毒后，用毫针针刺，再用闪火法拔罐。

小贴士

风湿性关节炎的预防方法：

1. 加强锻炼，增强身体素质。

2. 避免风寒湿邪侵袭。要防止受寒、淋雨和受潮，关节处要注意保暖，不穿湿衣、湿鞋、湿袜等。

3. 注意劳逸结合。饮食有节、起居有常，劳逸结合是强身保健的主要措施。

4. 保持正常的心理状态，对维持机体的正常免疫功能很重要。

5. 避免诱因。受凉、受潮湿、精神紧张、过度疲劳、失眠、外伤等都是类风湿性关节炎症状加重的诱发因素，必须避免。

类风湿性关节炎

类风湿性关节炎简称类风湿，是以慢性、对称性、多发性关节炎为主的一种全身性的自身免疫性疾病。病因可能与遗传、免疫球蛋白缺陷、T细胞功能异常、环境中的抗原物质等因素有关。受累的关节以双手、腕、膝、足关节为多见，常侵犯小关节。发病年龄多在20~45岁，女性发病率高于男性。

本病起病缓慢，呈游走性、多发性、对称性关节炎，病程较长，迁延不愈，反复发作。可有低热，疲倦乏力，手足麻木、刺痛等前期症状，四肢小关节最常受累，可出现对称性的梭形肿胀、疼痛、活动障碍等，后期可使关节面破坏，关节间隙变窄，导致关节僵硬、畸形，关节周围皮肤、肌肉萎缩。可有发热、疲倦乏力、体重减轻、皮下结节等全身症状，可并发心包炎、胸膜炎等疾病。

[取穴] 上肢病变：取大椎穴、气海穴（见79页图）、肩髃穴、外关穴、曲池穴；下肢病变取环跳穴、阳陵泉穴（见59页图）、身柱穴、昆仑穴、腰阳关穴。

[方法] 采用留罐法，患者取坐位，将中等大小的罐子吸拔在穴位上，留罐10~15分钟，每日1次。

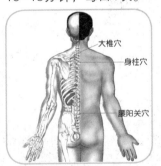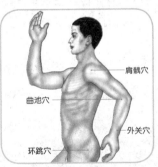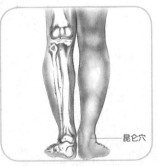

小贴士

类风湿患者应及早治疗，以减少关节损害，治疗期间应配合使用其他疗法，以取得最好的效果。在急性发作期应卧床休息，到缓解期应进行功能锻炼，以避免或减少畸形。注意保暖，避免受寒、受潮，以减少反复发作的诱因。加强营养，多吃富含蛋白质和维生素的食物，最好不吃生冷及过咸的食物。

第 五 章

儿科疾病的拔罐疗法

ERKE JIBING DE BAGUAN LIAOFA

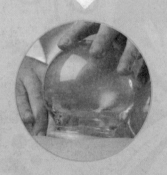

小儿腹泻

小儿腹泻根据病因可分为感染性和非感染性两类，是由多病原、多因素引起的以腹泻为主的一组临床综合征。发病年龄多在2岁以下，1岁以内者约占50%。全世界每年死于腹泻的儿童高达500万～1800万。在我国，小儿腹泻是仅次于呼吸道感染的第二位常见病、多发病。

腹泻的高峰主要发生在每年的6~9月及10月至次年1月。夏季腹泻通常是由细菌感染所致，多为黏液便，具有腥臭味；秋季腹泻多由轮状病毒引起，以稀水便或稀糊便多见，但无腥臭味。

[取穴] 水分穴、天枢穴、气海穴、关元穴、大肠俞穴、气海俞穴、关元俞穴。

[方法] 采用留罐法或水罐法加姜汁、蒜汁，将罐吸拔在穴位上，留罐2～5分钟，或每次闪罐10次左右，每日1次。

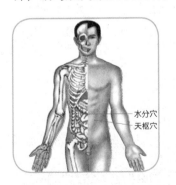
水分穴
天枢穴

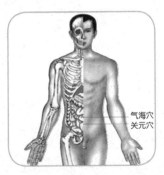
气海穴
关元穴

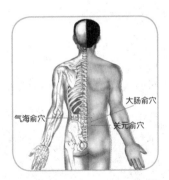
大肠俞穴
气海俞穴
关元俞穴

小贴士

小偏方治小儿腹泻：

1.绿豆粉蛋清糊：绿豆粉9克，鸡蛋清1枚。用法：搅匀调和为饼，呕者贴于囟门，腹泻者贴于足心。

2.车前草煮鸡蛋：车前草30克，鸡蛋1枚。用法：用车前草与鸡蛋同煮，至蛋熟。食鸡蛋，以药汁洗脚。

3.车前草汁蒸鸡蛋：鲜车前草30克，鸡蛋1枚。用法：将车前草洗净，捣烂取汁，同鸡蛋调匀，入锅蒸熟，顿服。每日1次（此为2~5岁小儿用量，其他可依年龄适当增减用量）。

小儿遗尿

遗尿又称尿床，是指小儿在睡眠中小便自遗，醒后才感觉到的一种病症。超过3岁，特别是5岁以上的幼童，经常在熟睡时尿床，轻者数夜一次，重者可一夜数次，则为病态，需要进行治疗。

如果病程迁延时间较长，可伴有面色苍白或萎黄，头晕，精神萎靡，四肢不温等症状。

[取穴] 中极穴、关元穴、脾俞穴、肾俞穴、肺俞穴。

[方法] 采用药罐法，取党参、白术、薏苡仁、补骨脂、吴茱萸、肉豆蔻、五味子、桑寄生各30克，用布包好，放入药锅中加水3 000毫升，熬30分

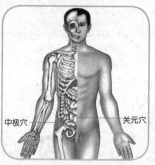
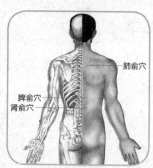

钟后，取出药包，将竹罐放入药液中，煮10分钟，用镊子夹出，甩去药液，迅速扣在穴位上，使竹罐吸牢于皮肤上即可，留罐10~15分钟，每日1次，10次为1个疗程。

小贴士

小儿遗尿的家庭护理：

1.要帮助孩子了解遗尿症是暂时的功能失调，消除精神负担，配合治疗是可以治愈的。

2.为避免孩子夜间熟睡后不易醒，白天应注意不要过度疲劳，中午最好安排一个小时的睡眠时间。

3.晚饭菜中少放盐，少喝水，少喝汤。

4.睡觉前制止孩子过度兴奋，要孩子养成睡觉之前排空小便再上床的习惯。

5.父母要培养孩子自觉起床小便的习惯。入睡前提醒孩子自我默述"今晚x点起来小便"，父母还可以在孩子经常遗尿的钟点到来之前叫醒他，让他在清醒状态下小便。

6.训练孩子白天憋尿也可作为一种方法，每当出现尿意时主动控制暂不排尿，开始可推迟几分钟，之后逐渐延长时间。

小儿肺炎

小儿肺炎是临床常见病，四季均易发生，以冬春季为多。如治疗不彻底，易反复发作，影响孩子发育。

小儿肺炎临床表现为发热、咳嗽、呼吸困难，也有不发热而咳喘重者。其病因主要是小儿素爱吃过甜、过咸、油炸等食物，致宿食积滞而生内热，痰热壅盛，偶遇风寒使肺气不宣，二者互为因果而发生肺炎。

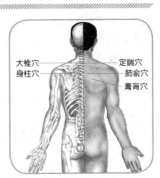

[取穴] 大椎穴、身柱穴、肺俞穴、膏肓穴、曲池穴、定喘穴。

[方法] 采用留罐法，用闪火法将火罐吸拔在穴位上，留罐5~10分钟，每日1次，3次为1个疗程。

小贴士

小儿肺炎的家庭护理：

1.要密切观察宝宝的体温变化、精神状态、呼吸情况。

2.室内空气要新鲜，太闷太热对肺炎患儿都非常不利，可使咳嗽加重，痰液变稠，呼吸更为困难。室内的湿度也要适宜，火炉上应放上水盆，地上应经常洒些水，使室内空气不要太干燥。

3.小儿得了肺炎往往不愿吃奶，应注意补充足够的液体和热量，除注意喂奶外，可输葡萄糖液。

4.患儿因发热、出汗、呼吸快而失去较多水分，要多喂水，这样也可以使咽喉部湿润，使稠痰变稀，呼吸道通畅。

5.由于吃奶时可以加重咳喘，所以不要用奶瓶喂奶，应改用小勺喂。

6.要注意小儿鼻腔内有无干痂，如有可用棉签蘸水后轻轻取出，以解决因鼻腔阻塞而引起的呼吸不畅。

7.忌食多糖之物、高蛋白饮食、生冷食物、油腻厚味、辛辣食物，忌滥用退热药、酸性药物和食品。

小儿厌食 ○

　　小儿厌食症是指小儿（主要是3~6岁）较长期食欲减退或食欲缺乏为主的症状。它是一种症状，并非一种独立的疾病。

　　小儿厌食症又称消化功能紊乱，是儿科常见病，主要的症状有呕吐、食欲不振、腹泻、便秘、腹胀、腹痛和便血等。这些症状不仅反映消化道的功能性或器质性疾病，且常出现在其他系统的疾病时，尤其多见于中枢神经系统疾病或精神障碍及多种感染性疾病时。

　　[取穴] 脾俞穴、胃俞穴、足三里穴、中脘穴。

　　[方法] 采用留罐法，患者取坐位，用闪火法将中号火罐吸拔在穴位上，留罐5~10分钟，每日1次。本法适用于脾胃气虚型，表现为厌食或拒食，进食稍多时大便烂或有不消化的食物残渣，面色萎黄，精神疲乏，形体消瘦，易出汗，舌淡或胖，苔薄白。

─── 小贴士 ───

小儿厌食的家庭护理：

　　1.应先带孩子到正规医院儿科或消化内科进行全面细致的检查，排除那些可以导致厌食的慢性疾病，排除缺铁、缺锌。

　　2.饮食要规律，定时进餐，保证饮食卫生；生活规律，睡眠充足，定时排便；营养要全面，多吃粗粮杂粮和水果蔬菜；节制零食和甜食，少喝饮料。

　　3.改善进食环境，使孩子能够集中精力去进食，并保持心情舒畅。

　　4.家长应该避免"追喂"等过分关注孩子进食的行为；当孩子故意拒食时，不能迁就，如一两顿不吃，家长也不要担心，这说明孩子摄入的能量已经充足，到一定的时间孩子自然会要求进食；决不能以满足要求作为让孩子进食的条件。

　　5.加强体育锻炼，尤其是长跑、游泳等耗氧运动。

　　6.不要盲目吃药，莫滥用保健补品。可以适当服用调理脾胃，促进消化吸收功能的中西药。

小儿疳积

疳积是小儿时期，尤其是1～5岁儿童的一种常见病证。是指由于喂养不当，或由多种疾病的影响，使脾胃受损而导致全身虚弱、消瘦面黄、发枯等慢性病证。

临床主要症状有：初起恶心呕吐、不思饮食、腹胀腹泻；继而烦躁哭闹、睡眠不好、喜俯卧、手足心发热、口渴、午后两颧骨发红、大便时干时稀；最后见面黄肌瘦、头发稀疏、头大颈细、肚脐突出、精神委靡。一般分为饮食不节、脾胃亏虚型和感染寄生虫型。

1.饮食不节、脾胃亏虚型

[取穴] 脾俞穴、胃俞穴、中脘穴、章门穴、四缝穴、足三里穴。

[方法] 采用艾灸拔罐法。先用艾条温灸各穴10分钟，以皮肤有温热感及人体感觉舒适为宜，之后拔火罐(除四缝穴外)，留罐5～10分钟，每日1次，10次为1疗程。四缝穴三棱针点刺，挤出黄白色透明样黏液或点刺出血，两侧交替操作。

2.感染寄生虫型

[取穴] 膻中穴、中脘穴、章门穴、天枢穴、气海穴、百虫窝穴、足三里穴。

[方法] 采用单纯拔罐法，上述各穴拔罐后留罐10分钟，每日1次，10次为1疗程。

小贴士

小儿疳积的家庭护理：

1. 重点调理患儿饮食，多种营养成分合理调配，克服患儿挑食、偏食的不良习惯，要定质、定量、定时，逐渐增加辅食，并且要掌握先稀后干、先素后荤、先少后多的原则，并注意饮食卫生，预防各种肠道传染病和寄生虫病的发生。

2. 多做户外活动，以增加运动量，以增加饭量，增强体质。

3. 凡因肠道寄生虫病或结核病引起的小儿疳积，须及时治疗原发病。

流行性腮腺炎

流行性腮腺炎简称流腮，亦称痄腮，俗称"猪头疯"、"蛤蟆瘟"、"对耳风"等，是春季常见病，也是儿童和青少年中常见的呼吸道传染病，亦可见于成人。它是由腮腺炎病毒侵犯腮腺引起的急性呼吸传染病，并可侵犯各种腺组织或神经系统及肝、肾、心脏、关节等器官，病人是传染源，飞沫的吸入是主要传播途径，接触病人后2~3周发病。

起病大多较急，起初病人有发热、怕冷、头痛、咽痛、恶心、呕吐、全身不适、食欲减退等症状。腮腺部肿痛增大，以耳垂为中心向前、后、下肿大，边缘不清，外表皮肤不红，有弹性感及触痛感，张口或咀嚼时疼痛加重。腮腺口可见红肿，通常一侧先肿大，随之双侧肿大，腮腺肿胀持续大约4~5天逐渐消退而痊愈。较重者可合并睾丸炎、胰腺炎、脑膜炎、卵巢炎、心肌炎等。

[取穴] 翳风穴、颊车穴、大椎穴、肺俞穴、阿是穴。

[方法] 采用刺血拔罐法，对穴位进行局部消毒后，每穴用三棱针点刺3～5下，然后用闪火法将适当大小的罐吸拔在点刺的穴位处，留罐10～15分钟，起罐后擦净皮肤上的血迹，每日1次。

小贴士

1.患者要与健康人隔离，居室要定时通风换气，保持空气流通。

2.患者要注意休息，调节饮食。由于腮腺肿大可引起进食困难，因此要吃一些富有营养、易于消化的半流食或软食，如稀饭、面片汤、鸡蛋羹等。不要吃酸辣、甜味及干硬的食物，以免刺激唾液腺分泌，使腮腺的肿痛加重。

3.患者要注意口腔卫生，经常用温盐水或复方硼砂液漱口，以清除口腔内的食物残渣，防止出现继发性细菌感染。

4.患者如果发热超过39℃，可采用头部冷敷、温水擦浴等方法，或在医生的指导下服用退热止痛药，如阿司匹林、扑热息痛等以缓解症状。

5.患者如果出现睾丸肿大，伴有压痛感时，可用冷水浸过的毛巾对局部进行冷敷，并用丁字形布带将睾丸托起来，以改善局部症状。

百日咳

百日咳是由百日咳杆菌引起的急性呼吸道传染病。一年四季均可发病，但多见于冬春季节。以5岁以下幼儿多见，年龄愈小病情愈重。病程可持续2~3个月以上，起病后6周内均有传染性，但前2~3周传染性最强。病后可获得持久的免疫力。

初期类似感冒，有低热、咳嗽、流鼻涕、打喷嚏等症状，3~4天后咳嗽加剧，夜间重，白天轻，一般症状好转。1~2周后，咳嗽为痉挛性、阵发性发作，咳嗽时面部胀红、涕泪交流、口唇发紫、表情痛苦，咳后吸气有高调的鸡鸣样吼声，反复发作，直到呕吐后痉咳才可缓解。重者可出现眼睑浮肿、眼角青紫及结膜下出血。新生儿和幼小婴儿常没有典型性痉咳，只表现为阵发屏气及口唇发紫，易导致窒息、惊厥，部分患儿可因气管水肿痉挛及黏痰阻塞而引起死亡。

[取穴] 大椎穴、风门穴、肺俞穴、膈俞穴、身柱穴、膻中穴（见45页图）。

[方法] 采用留罐法，患者取坐位，用闪火法将火罐吸拔在穴位上，留罐10分钟。

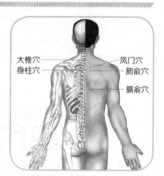

小贴士

中医按摩治百日咳：

1.患儿仰卧，家长以食、中指相叠，勾点并按揉患儿天突穴1分钟。

2.患儿仰卧，家长以食、中、拇指挤捏膻中穴处的肌肉，反复操作，以局部发红为止。

3.清肺经300次，推天河水100次，退六腑200次。

4.按揉肺俞穴20次，掐揉丰隆穴10次。

5.初期有表症者加推攒竹穴10次，推太阳穴20次，拿风池穴10次，拿肩井穴3次。

6.痉挛性咳嗽期加揉鱼际交300次，揉一窝风200次，顺运内八卦100次。

7.恢复期加摩中脘穴5分钟，按揉足三里穴1分钟，横擦背部1分钟。

第 六 章

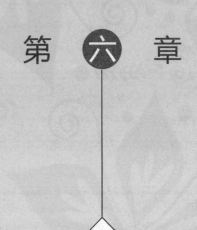

妇科疾病的拔罐疗法

FUKE JIBING DE BAGUAN LIAOFA

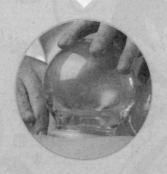

月经不调

月经不调是指月经的周期、经期、经量、经色、经质等出现异常改变以及伴随月经周期出现一系列症状的多种疾病，是妇科常见的疾病之一。常见的类型有月经先期、月经后期、月经先后不定期、月经过多、月经过少等。引起本病的原因主要有神经内分泌失调、疾病和药物影响等。

[取穴] 肝俞穴、脾俞穴、命门穴、肾俞穴、气海俞穴、关元俞穴、次髎穴、腰俞穴、气海穴、关元穴、归来穴、血海穴、足三里穴、三阴交穴。

[方法] (1)火罐法：取脾俞穴、肾俞穴、关元穴、足三里穴、三阴交穴，用闪火法或用闪罐法拔罐。

(2)针罐法：取肝俞穴、脾俞穴、肾俞穴、气海穴、关元穴、三阴交穴，常规消毒后，毫针针刺，并在针刺部位拔罐。

(3)刺血拔罐法：取命门穴、腰俞穴、气海俞穴、关元俞穴、关元穴、血海穴，消毒后用三棱针点刺穴位3～5下，然后拔罐。

(4)走罐法：沿督脉的命门穴至腰俞穴、足太阳膀胱经的肾俞穴到次髎穴来回走罐，直至皮肤出现红色瘀血为止，然后再针刺关元穴、归来穴、足三里穴、三阴交穴，并在针刺部位拔罐。

小贴士

食疗小验方：

1.茴香酒：小茴香、青皮各15克，黄酒250克。将小茴香、青皮洗净，入黄酒内浸泡3天，即可饮用。每次饮15～30克，每日2次，如不耐酒者，可以醋代之。有疏肝理气的作用。用于经期不定、经色异常、乳房及小腹胀痛等症。

2.山楂红花酒：山楂30克，红花15克，白酒250克。将上述药物入酒中浸泡1周。每次30～45克，每日2次，视酒量大小，不醉为度。有活血化瘀的作用。用于月经量少、紫黑有块、腹痛等症。注意忌食生冷，勿受寒凉。

痛经

痛经是针对月经来潮及行经前后出现下腹部疼痛而言。它属月经病范畴，是妇科常见病症。痛经多因气滞血瘀、寒湿凝滞、气血虚损等因所致。气血瘀阻、冲任失调，"不通则痛"故发生痛经。

[取穴] 肝俞穴、脾俞穴、三焦俞穴、肾俞穴、命门穴、关元俞穴、次髎穴、腰俞穴、气海穴、关元穴、归来穴、子宫穴、中极穴、足三里穴、地机穴、三阴交穴。

[方法] (1)火罐法：用闪火法将罐吸附于肾俞穴、三焦俞穴、气海穴、关元穴、中极穴、归来穴、足三里穴、三阴交穴。

(2)针罐法：取肝俞穴、脾俞穴、肾俞穴、关元穴、归来穴、足三里穴、三阴交穴、地机穴，消毒后，毫针针刺，然后用闪火法在针刺部位拔罐。

(3)走罐法：取适当大小火罐，沿督脉的命门穴至腰俞穴、足太阳膀胱经的肾俞穴至次髎穴来回走罐，直至皮肤出现红色瘀血为止。

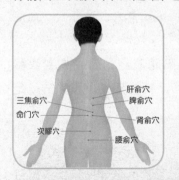

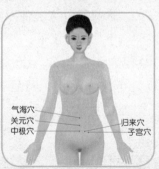

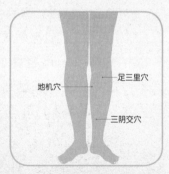

小贴士

1.多学习一些相关的生理卫生知识，解除对月经产生的误解，消除或改善不良的心理变化，是预防痛经的首要问题。

2.妇女由于特殊的生理现象，在生活与起居、劳作方面必须合理安排，规律作息。

3.不宜久居寒湿之地，不宜过劳或过逸等，尤其是月经期更需要避免寒冷刺激，淋雨涉水，剧烈运动和过度精神刺激等。

4.经常锻炼身体，能增强体质，减少和防止疾病的发生。

5.积极正确地检查和治疗妇科病，是预防痛经的一项重要措施。

闭经

闭经是妇科疾病的常见症状。如果女子年满18周岁，第二性特征发育或成熟2年以后，尚无月经来潮，或已有规律月经来潮，而又因某种病理原因中断达6个月以上者，称为闭经。前者为原发性闭经，后者为继发性闭经。

[取穴] 合谷穴、关元穴、肝俞穴、肾俞穴。

[方法] 采用刺血拔罐法，合谷血用三棱针点刺出血，其余穴位用皮肤针叩刺出血后拔罐，留罐15分钟，隔日1次。

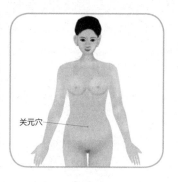

关元穴

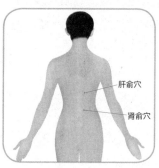

肝俞穴
肾俞穴

小贴士

食疗小验方：

1. 木耳胡桃糖。黑木耳120克，胡桃仁120克，红糖200克，黄酒适量。将木耳、胡桃仁碾末，加入红糖拌和均匀，瓷罐装封。每次服30克，1日2次，直至月经来潮。具有滋肝肾、益气血、养冲任功效。适用于子宫发育不良导致的闭经。

2. 乌豆双红汤。乌豆（黑豆）50～100克，红花5克，红糖30～50克。将前二味置于炖盅内，加清水适量，隔水炖至乌豆熟透，去红花，放入红糖调匀。具有滋补肝肾、活血行经、美容乌发功效。适用于血虚气滞型闭经。

经前期紧张综合征

经前期紧张综合征是指妇女在月经前7~14天出现的一系列反应，月经来潮以后症状便自行消失。

经前7~14天出现神经敏感、烦躁易怒、易激动、焦虑、抑郁、倦怠或失眠、乏力、头痛、思维不集中、乳房胀痛、下腹痛、食欲不振等症状。少数患者可出现舌头、口腔溃疡、痤疮、荨麻疹、皮肤瘙痒、外阴瘙痒及外阴溃疡等。

[取穴] 肝俞穴、脾俞穴、肾俞穴、太阳穴（见31页图）、关元穴、三阴交穴、太冲穴。

[方法] 采用刺血拔罐法，患者取俯卧位，对肝俞穴、脾俞穴、肾俞穴进行常规消毒后，每穴用三棱针点刺3~5下，将适当大小的火罐吸拔在点刺的穴位上，留罐10~15分钟，拔出3~5毫升血，起罐后擦净皮肤上的血迹。然后患者改仰卧位，用同样的方法在太阳穴、足三里穴、三阴交穴、太冲穴上进行刺血拔罐。隔日1次，10次为1个疗程。经前2~3天开始治疗。

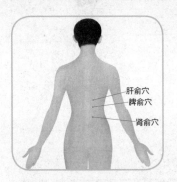
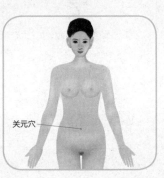
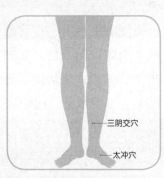

肝俞穴
脾俞穴
肾俞穴
关元穴
三阴交穴
太冲穴

--------- 小贴士 ---------

经前期紧张综合征的饮食原则：

1.在症状开始前三天要少饮含咖啡因的饮料，以减少和避免此症的发生。

2.减少糖、盐的摄入。

3.精神上尽量放松。

4.合理补充钙、镁等矿物质。

5.增加维生素A，维生素B_6，维生素E的摄入。

6.多吃含碳水化合物的食物。

崩漏

崩漏是指妇女每次月经快结束时仍继续有出血症状，并且一直淋漓不断，或不在月经期内阴道大出血。现代医学认为，崩漏是多种妇科疾病所表现的共有症状，如功能性子宫出血，女性生殖器炎症、肿瘤等所引发的阴道出血，都属于崩漏范畴。一般可以分为血热型、血瘀型及脾虚型。

1.血热型

[取穴] 大椎穴、曲池穴、中极穴、水泉穴、隐白穴。

[方法] 采用刺血拔罐法，曲池穴、大椎穴及隐白穴用三棱针点刺出血，出血量以3～5毫升为度，之后，用大小适宜的罐吸拔在穴位上（除隐白穴外），留罐10分钟，每日1次，10次为1疗程。

2.血瘀型

[取穴] 膈俞穴、中极穴、血海穴、三阴交穴、隐白穴。

[方法] 采用刺血拔罐法、留罐法。隐白穴用梅花针叩刺出血，以皮肤微微出血为度。膈俞穴采用刺血拔罐法，用梅花针叩刺出血，以皮肤微微出血为度，以局部有少量血点冒出皮肤为度，之后用罐吸拔在穴位上。余穴(除膈俞穴、隐白穴外)采用单纯拔罐法，留罐10分钟，每日1次，10次为1疗程。

3.脾虚型

[取穴] 脾俞穴、气海穴、关元穴、足三里穴、隐白穴。

[方法] 采用艾灸拔罐法。先用艾条点燃温灸各穴15分钟，以皮肤有温热感及人体感觉舒适为宜，之后，将大小适宜的罐吸拔在穴位上(除隐白穴外)，留罐10分钟，每日1次，10次为1疗程。

小贴士

崩漏的预防：

1.注意身体保健。要增加营养，多吃含蛋白质丰富的食物以及蔬菜和水果。在生活上劳逸结合，不参加重体力劳动和剧烈运动，睡眠要充足，精神愉快，不要在思想上产生不必要的压力。这对功血崩漏的防治很有效。

2.应用药物进行止血。药物止血的方法有两种：一种是使子宫内膜脱落干净，可注射黄体酮；一种是使子宫内膜生长，可注射苯甲酸雌二醇。再用些止血药物，如云南白药、安络血、维生素k、止血芳酸和止血敏等，一般都可以达到治疗功血崩漏的目的。

3.恢复卵巢功能，调节月经周期。

带下病

带下病是女性生殖系统疾病中的一种常见病症。是指带下绵绵不断，量多腥臭，色泽异常，并伴有全身症状者。中医学认为，带下病多是因为脾虚，运化失常，肾气不足，任、带两脉失于固约及湿毒下注所致。治疗时尤以调脾最为重要，古代有五色带之名，临床上多以白带、黄带、赤白带为多见。

拔罐

[取穴] 脾俞穴、命门穴、肾俞穴、八髎穴(即上、次、中、下髎之合称（见131页图)、白环俞穴、腰俞穴、次髎穴、带脉穴、气海穴、地机穴、三阴交穴。

[方法]

(1)火罐法：用闪火法将罐吸附于带脉穴、脾俞穴、肾俞穴、白环俞穴、八髎穴、气海穴、三阴交穴；或用抽气罐法吸附于上述穴位。

(2)针罐法：取带脉穴、白环俞穴、次髎穴、气海穴、地机穴、三阴交穴，消毒后，用毫针针刺，起针后用闪火法拔罐。

(3)走罐法：沿督脉的命门穴至腰俞穴、足太阳膀胱经的肾俞穴至次髎穴来回走罐，至皮肤出现红色瘀血为度，然后留罐于脾俞穴、肾俞穴、次髎穴。

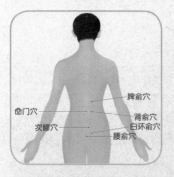

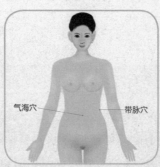

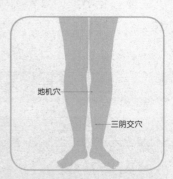

小贴士

食疗小验方：

1. 鱼鳔20克，猪蹄1只，加适量的水，慢火炖烂调味后食用，每日1次。

2. 将30克莲子（去心），30克枸杞洗净，加水800毫升，煮熟后食药饮汤，平均每日2次，一般7～10天见效、适用于白带增多。

盆腔炎

盆腔炎是指妇女盆腔内生殖器官的炎症，包括子宫肌炎、子宫内膜炎、输卵管炎、卵巢炎、盆腔结缔组织炎和盆腔腹膜炎。一般分为急慢性两种。

急性盆腔炎可因炎症的轻重及范围大小而有所不同。常见的症状有高热、寒战、头痛、食欲不振和下腹部疼痛。

慢性盆腔炎全身症状不明显。有时可有低热、易感疲乏、精神不振、周身不适、失眠等。当患者抵抗力下降时，可急性发作。

[取穴] 肾俞穴、腰眼穴、腰阳关穴、八髎穴(即上、次、中、下髎之合称)、关元穴、曲骨穴、气海穴、归来穴、三阴交穴、足三里穴。

[方法] 取上穴，采用单纯罐法或温水罐法、敷姜罐法，通常在腰骶部穴上置8～10个罐。若发热者，在大椎或曲池穴上施行刺血罐法，起罐后再于腹部及下肢穴位上置6～8个罐，均留罐10～30分钟，每日或隔日1次，10次为1个疗程。亦可每次选2～4个穴位，先施行挑罐法，然后再在其他穴位上施行单纯罐法，留罐10～15分钟，每周1～2次。挑完以上所有穴位为1个疗程，2个疗程间隔10天。

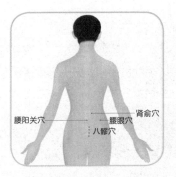

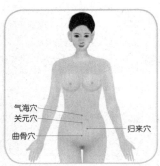

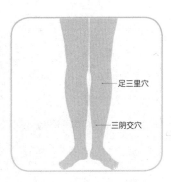

食疗小验方：

苦菜莱菔汤：苦菜100克，金银花20克，蒲公英25克，青萝卜200克(切片)。四味共煎煮，去药后吃萝卜喝汤。每日1剂。有清热解毒的作用。用于盆腔炎，下腹胀痛，带下色黄、量多等病。

妊娠呕吐

妊娠呕吐是指妇女在怀孕6周左右出现不同程度的恶心呕吐症状。本病属于中医学"妊娠恶阻"、"子病"、"阻病"、"病儿"等范畴。

临床表现为反复呕吐、全身乏力，症状逐渐加重，呕吐频繁，不能进食，呕吐中有胆汁和咖啡样物。可伴有失眠，便秘、精神萎靡、血压下降等症。

[取穴] 大椎穴、肝俞穴、脾俞穴、身柱穴、胃俞穴、中脘穴（见133页图）。

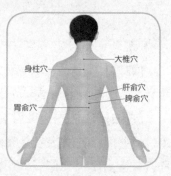

[方法] 采用刺血罐法，以三棱针轻刺穴位，然后用闪火法将罐吸拔在穴位上，留罐10分钟，每日1次。或于进食前采用单纯罐吸拔中脘穴(吸力不宜过强)，上罐后即可进食，食后15～20分钟起罐。连续使用本法数天后，若疗效有所降低，可用棉球蘸75%酒精或白酒塞入双耳孔，或于足三里穴施行单纯罐法或敷姜罐法。

----- 小贴士 -----

食疗小验方：

乌梅肉、生姜各10克，红糖适量。将乌梅肉、生姜、红糖加水200克煎汤。每次服100克，每日2次。乌梅性温味酸，有敛肺止咳，生津止渴，涩肠止泻，安蛔的作用。此方适用于肝胃不和之妊娠呕吐。

产后缺乳

产后缺乳也称乳汁不足，指产后乳汁分泌量少或无乳，不能满足婴儿需要，常与体质虚弱，营养不良，精神抑郁因素等有关。

产后乳汁分泌量少甚至完全无乳，乳房柔软，无胀痛，乳汁不稀，或乳房胀满而疼痛，伴有发热。

[取穴] 肩井穴、天宗穴、肝俞穴、脾俞穴、肾俞穴、膏肓穴、膻中穴、乳根穴、期门穴、中脘穴、气海穴、关元穴、少泽穴、太冲穴、三阴交穴、太溪穴。

[方法]

(1)火罐法：用闪火法将罐吸附于脾俞穴、肾俞穴、中脘穴、关元穴、膻中穴、三阴交穴、太溪穴，或用抽气罐法；或选天宗穴、膏肓穴、乳根穴、足三里穴指压按揉穴位10分钟，然后拔罐。

(2)针罐法：取乳根穴、膻中穴、肩井穴、气海穴、关元穴、少泽穴、太冲穴，消毒后，先用三棱针点刺少泽穴，其余穴位用毫针针刺，起针后拔罐。

(3)刺血拔罐法：取肝俞穴、期门穴、膻中穴、乳根穴、少泽穴，用三棱针点刺或皮肤针叩刺，然后用闪火法拔罐于针刺部位。

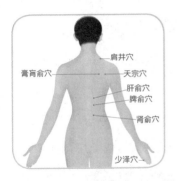
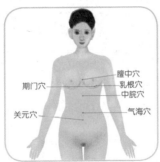
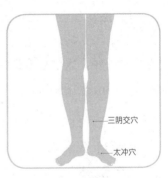

小贴士

遵循"三分治疗，七分调理"的原则，正确、合理地注意生活、饮食、精神等方面的调理对缺乳的防治非常重要。

1. 母婴同室，及早开乳。一般认为，早期有无母乳及泌乳量多少，在很大程度上与哺乳开始的时间及泌乳反射建立的迟早有关。

2. 养成良好的哺乳习惯。按需哺乳，勤哺乳，一侧乳房吸空后再吸另一侧。若乳儿未吸空，应将多余乳汁挤出。

3. 营养和休息。要保证产妇充分的睡眠和足够的营养，但不要滋腻太过。

4. 调情志。产妇宜保持乐观、舒畅的心情，避免过度的精神刺激，以致乳汁分泌发生异常。

产后腹痛

产妇在分娩后由于子宫收缩而引起的腹痛称为产后腹痛。临床症状是产后1~2天出现腹痛，3~4天自行消失。重症患者持续时间较长，哺乳时腹痛明显，同时子宫变硬，恶露增加。一般分为血虚型和血瘀型。

1.血虚型

[取穴] 脾俞穴（见133页图）、关元穴、中极穴、足三里穴、三阴交穴。

[方法] 采用艾灸拔罐法。先用艾条点燃温灸

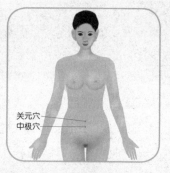
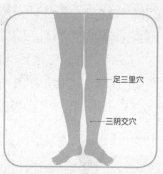

各穴15分钟，以皮肤有温热感及人体感觉舒适为宜，之后，将大小适宜的罐吸拔在穴位上，留罐10分钟，每日1次，10次为1疗程。

2.血瘀型

[取穴] 膈俞穴、中极穴、归来穴、血海穴、三阴交穴。

[方法] 采用刺血拔罐法。用梅花针轻叩刺膈俞穴，以皮肤微微出血为度、有较多血点冒出皮肤为度，之后将大小适宜的罐吸拔在穴位上。中极穴、归来穴、血海穴、三阴交穴采用留罐法，留罐10分钟，每日1次，3次为1疗程。

小贴士

产后腹痛的注意事项：

1.如果腹痛较重并伴有高热（39℃以上），恶露秽臭色暗的，不宜自疗，应速送医院诊治。

2.饮食宜清淡，少吃生冷食物。少食容易胀气的食物，如山芋、黄豆、蚕豆、豌豆、零食、牛奶、白糖等。

3.保持大便畅通，便质以偏烂为宜。

4.产妇不要卧床不动，应及早起床活动，并按照体力渐渐增加活动量。

5.禁止房事。

产后宫缩痛

产后宫缩痛又称儿枕痛、产后子宫神经痛，是指分娩后子宫收缩引起的下腹部疼痛。产后宫缩痛的主要原因是由于产妇精神紧张、自主神经功能紊乱、内分泌失调等因素导致分娩后子宫过度收缩引起。

[取穴] 肾俞穴、腰阳关穴、八髎穴、章门穴、气海穴、关元穴、中极穴、子宫穴、血海穴、足三里穴、三阴交穴。

[方法]

(1)火罐法：用闪火法将罐吸附于肾俞穴、腰阳关穴、子宫穴、八髎穴、气海穴、关元穴、足三里穴、三阴交穴；或用抽气罐吸附于上述穴位。

(2)针罐法：取肾俞穴、章门穴、中极穴、关元穴、血海穴、足三里穴、三阴交穴，消毒后用毫针针刺，然后用闪火法吸拔于针刺部位。

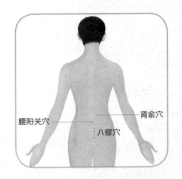
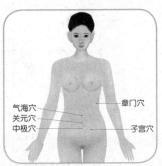
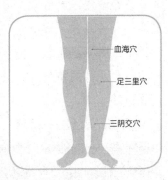

小贴士

产后宫缩痛的家庭护理：

1.不要走太多的路程和搬重物。持重物会导致腹部用力，很容易引起宫缩。

2.疲倦时宜躺下休息，保持安静。

3.不要积存压力。精神疲劳和身体疲劳一样会导致各种问题的发生，压力积攒后也容易出现腹部变硬，最好能做到身心放松。

4.防止着凉。开空调易使下肢和腰部过于寒冷，也容易引起宫缩。可以穿上袜子，盖上毯子，防止着凉。

子宫脱垂

　　子宫脱垂是指支撑子宫的组织受损伤或薄弱，致使子宫从正常位置沿阴道下降，子宫颈外口坐骨棘水平以下甚至子宫全部脱出阴道口外的一种生殖伴邻近器官变位的综合征。根据其脱垂的程度分为三度。子宫脱垂患者平时就会有腰酸背痛，严重时还会拖累膀胱及直肠，出现频尿、小便解不干净或大便不顺之感。

　　检查时以患者平卧用力下屏时子宫下降的程度，将子宫脱垂分为三度：

　　Ⅰ度：子宫颈下垂距处女膜少于4厘米，但未脱出阴道口外。

　　Ⅱ度：子宫颈及部分子宫体已脱出阴道口外。

　　Ⅲ度：子宫颈及子宫体全部脱出阴道口外。

　　[取穴] 天枢穴、肺俞穴、心俞穴、灵台穴、肝俞穴、脾俞穴、胃俞穴和第十二胸椎至骶尾段脊柱中线及两旁的膀胱经内侧循行线。

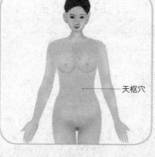 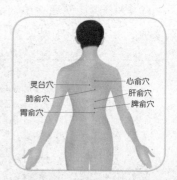

　　[方法] 取上穴，采用单纯罐法。十二胸椎以下督脉及两侧膀胱经采用密排罐法，其中骶区的上、次、中、下髎先行三棱针点刺，再将罐吸拔在穴位上，留罐20分钟，2~3日1次，12次为1个疗程。

小贴士

子宫脱垂患者的注意事项：

　　1.在采用拔罐治疗的同时，可配合药物治疗，效果更佳。

　　2.治疗期间应该注意休息，避免过早从事体力劳动，尽量少走路，也不要过于劳累，避免长期蹲位或站立。

　　3.注意饮食，忌食辛辣刺激性食物。

　　4.注意外阴部卫生，防止感染。

　　5.如果有慢性咳嗽或便秘等疾病，应及时治疗。

　　6.在治疗期间，患者配合做提肛锻炼以利于恢复健康。

外阴瘙痒

外阴瘙痒是外阴各种不同病变所引起的一种症状，但也可发生于外阴完全正常者，当瘙痒加重时，患者多坐卧不安，以致影响生活和工作。

本病主要症状表现为外阴及阴道瘙痒不适，有的可波及整个外阴，有的可局限于某部或单侧外阴，有时可累及肛周，常呈阵发性发作，也可为持续性，一般夜间加剧，痒痛难忍，坐卧不安，有时伴有白带，带黄、质稠、有味等症。久治不愈者可转变为苔藓样硬化。

[取穴] 中极穴、足三里穴、阴廉穴、三阴交穴、太冲穴。

[方法] 取上穴，以单纯火罐法吸拔穴位，留罐10～15分钟，每隔1～2日1次。

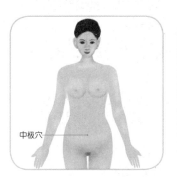

中极穴

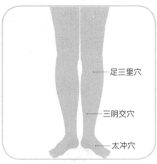

足三里穴

三阴交穴

太冲穴

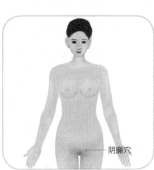

阴廉穴

小贴士

防治外阴瘙痒的衣食住行：

1.衣：内衣和内裤要保持清洁，内衣应柔软宽松，以棉织品为好，应避免将化纤服装贴身穿。

2.食：注意调整胃肠功能，以清淡、富含维生素的新鲜蔬菜和豆制品为佳；禁忌烟、酒、辣椒、浓茶、咖啡等刺激性食品；保持大便通畅。

3.住：将室内温度调为16～20℃、相对湿度为30%～40%。

4.行：皮肤敏感者不仅应适当减少活动，还要注意洗澡不宜过勤、水温不宜过高，否则皮肤表面的皮脂就会被洗掉，使皮肤更为干燥而易于瘙痒。

乳腺增生

　　乳腺增生是指乳腺上皮和纤维组织增生，乳腺组织导管和乳小叶在结构上的退行性病变及进行性结缔组织的生长，其发病原因主要是由于内分泌激素失调所致。

　　乳腺增生是女性最常见的乳房疾病，其发病率占乳腺疾病的首位。近些年来该病发病率呈逐年上升的趋势，年龄也越来越低龄化。多发于30~40岁的女性。

　　[取穴] 肩井穴、天宗穴、肝俞穴、库房穴、膺窗穴、膻中穴、乳根穴、期门穴、外关穴、阳陵泉穴、丰隆穴。

　　[方法] (1)火罐法：用闪火法将罐吸附于肝俞穴、膻中穴、天宗穴、肩井穴、外关穴；或用抽气罐法。

　　(2)针罐法：取肝俞穴、期门穴、乳根穴、膺窗穴、阳陵泉穴、丰隆穴，消毒后用毫针针刺，并用艾条灸15分钟后起针，然后每穴闪罐5~10下。

　　(3)刺血拔罐法：取膻中穴、乳根穴、膺窗穴，三棱针点刺3~5下，用闪火法拔罐于针刺部位。

　　(4)药罐法：取患侧乳房相对应的背部压痛点，以及天宗穴、库房穴、膺窗穴、膻中穴、乳根穴，涂姜汁后拔罐。

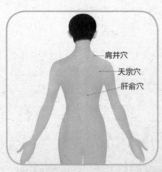
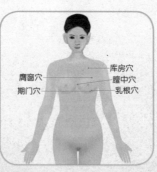
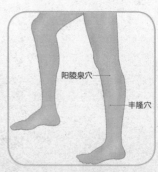

小贴士

乳腺增生的饮食禁忌：

　　1.忌烟、酒、咖啡、可可等。

　　2.忌葱、蒜、椒、桂皮等辛辣刺激性食物。

　　3.忌肥腻、油煎、腌制食物。

　　4.忌公鸡、鹅、猪头肉等发物。

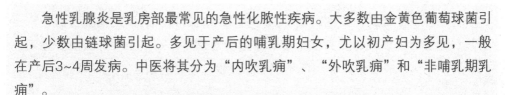

急性乳腺炎

急性乳腺炎是乳房部最常见的急性化脓性疾病。大多数由金黄色葡萄球菌引起，少数由链球菌引起。多见于产后的哺乳期妇女，尤以初产妇为多见，一般在产后3~4周发病。中医将其分为"内吹乳痈"、"外吹乳痈"和"非哺乳期乳痈"。

发病前一般先有乳头皲裂或乳汁淤积的现象。初起乳腺病变处可有浸润性肿块，有红、肿、热、痛，全身感觉不适，有时伴有头痛和发热。如炎症进一步发展，则乳房肿胀，皮肤红肿发热，有剧烈疼痛和压痛，局部触之可有波动感，并伴寒战、高热、倦怠不适等。常伴有同侧腋窝的急性淋巴结炎，有时也可化脓。

[取穴] ①肝俞穴（见138页图）、胃俞穴（见136页图）、期门穴、乳根穴、巨阙穴；②督脉的大椎穴至命门穴，足太阳膀胱经的大杼穴至膀胱俞穴。

[方法] 取①组穴，采用留罐法，对穴位局部进行常规消毒，将适当大小的罐吸拔在穴位上，留罐10~15分钟。每日1次，10次为1个疗程。取②组穴，采用走罐法，患者取俯卧位，充分暴露背部，在局部涂抹适量

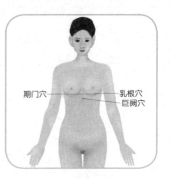

期门穴 —— 乳根穴 巨阙穴

的润滑油，将适当大小的玻璃罐吸拔在背部，然后沿着膀胱经和督脉的循行线在背部来回推拉罐子，至皮肤出现明显的红色瘀血为止，起罐后擦净皮肤上的油迹，一般每次10~15分钟，每日1次，5次为1个疗程。

------------------------------ 小贴士 ------------------------------

急性乳腺炎的自我护理：

1.早期按摩和吸乳是关键。患者可用手指顺乳头方向轻轻按摩，加压揉推，使乳汁流向开口，并用吸乳器吸乳，使阻塞的乳腺管口畅通。吸通后应尽量排空乳汁，勿使壅积。

2.中药外敷。取芒硝100克，研细，加入面粉调成糊剂。贴敷于患侧乳房局部，可减轻乳房疼痛。

3.不宜让婴儿含乳头睡觉，哺乳后用胸罩将乳房托起。

功能性子宫出血

　　功能性子宫出血，简称功血，是一种常见的妇科疾病，是指异常的子宫出血，经诊查后未发现有全身及生殖器官器质性病变，而是由于神经内分泌系统功能失调所致。表现为月经周期不规律、经量过多、经期延长或不规则出血。

　　[取穴] ①关元穴、中极穴、天枢穴、脾俞穴、胃俞穴、肾俞穴、足三里穴；②气海穴、大巨穴、肝俞穴、腰阳关穴、血海穴、三阴交穴。

　　[方法] 每次取1组穴位，采用单纯罐法或留针罐法、皮肤针罐法等。若属虚寒体质者选用气海穴、关元穴、中极穴、肾俞穴、腰阳关穴、足三里穴等，施行艾灸或隔姜灸罐法(先在穴位上施灸5～10分钟，然后将罐吸拔在被灸的穴位上)，留罐10～15分钟，每日1次，症状改善后，改为隔日1次。若出血量多或持续时间较长，宜加灸隐白穴30分钟。

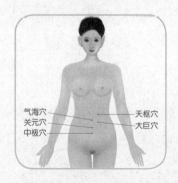
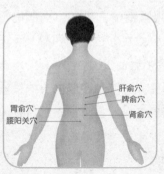
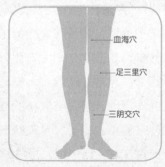

小贴士

功能性子宫出血患者的饮食原则：

　　1. 宜清淡饮食，宜多食富含维生素C的新鲜瓜果、蔬菜。

　　2. 避免暴饮暴食，以免损伤脾胃;忌寒凉及刺激性食品及调味品，如辣椒、胡椒、葱、蒜、姜、酒等。因刺激性强的食品，会增加月经量。

　　3. 经期禁忌的食品有雪梨、香蕉、马蹄、石耳、石花、地耳等寒凉食品;肉桂、花椒、丁香、胡椒、辣椒等辛辣刺激的食品。

　　4. 经量过多，经期延长，会引起贫血，故应注意补充蛋白和富含铁的食物。

更年期综合征

更年期综合征是因卵巢功能衰退直至消失，引起内分泌功能失调和植物神经功能紊乱的一系列临床表现的综合征。是妇科常见病，更年期妇女约85％患本病，其中多数可以自行缓解，25％的妇女症状较重，影响生活和工作，需要治疗。更年期一般在50岁前后到来，历时1～2年，待月经完全停止后结束。

临床表现为：月经紊乱，阵发性潮热，出汗，外阴、阴道萎缩干燥，皮肤出现皱纹、色素沉着，皮肤干燥、瘙痒，毛发干枯、脱落。情绪不稳定，心烦易怒，遇事易激动，心慌，胸闷，易疲劳，或喜怒无常等。

[取穴] 新设穴、胸至骶段脊柱两旁全程膀胱经内侧循行线。

[方法] 取上穴和部位施以单纯疏排罐法，或经皮肤针轻叩潮红后，再施行疏排罐法，将罐吸拔于穴位上，留罐15～20分钟。

小贴士

更年期综合征的预防措施：

1.要正确认识更年期的生理特点，应有充分的思想准备，及时发现更年期的"信号"，并采取必要的治疗措施。

2.讲究心理卫生。俗话说"人到中年百事多"，工作的繁忙，家庭的负担，以及孩子的升学、就业和婚姻问题都会带来许多烦恼。

3.注意合理的饮食和营养。总的要求是：三低两高一适，即低热量、低脂肪、低糖类，高蛋白，高维生素，适当的无机盐类。

4.坚持适当的体育锻炼。

5.注意安排好工作、生活与休息。在更年期中，饮食起居要有规律，劳逸适度，保持充分的睡眠时间，并要节制性生活，以每周一次较为合适。

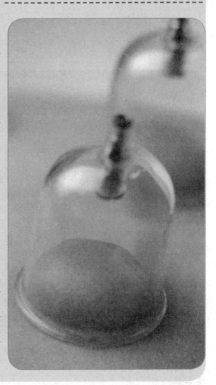

不孕症 ○

不孕是指女子婚后与丈夫同居2年以上，男方生殖功能正常，未避孕而未受孕者；或曾生育过，未避孕2年以上未受孕者；前者称为原发性不孕，后者称为继发性不孕。中医认为不孕的原因主要有肾虚、肝郁、气血两虚、痰湿、湿热以及气滞血瘀等。

[取穴] 肾俞穴、子宫穴、关元穴、三阴交穴。

[方法] 采用留罐法，患者取坐位，用闪火法将中号火罐吸拔在穴位上，留罐5~10分钟，每日1次。

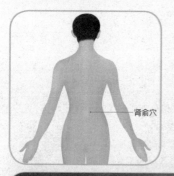
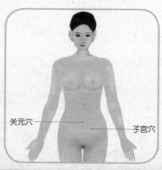
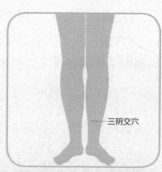

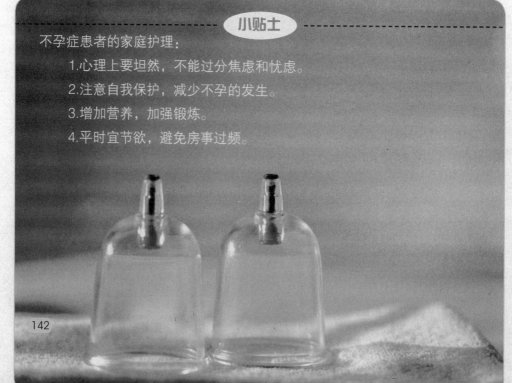

小贴士

不孕症患者的家庭护理：

1.心理上要坦然，不能过分焦虑和忧虑。

2.注意自我保护，减少不孕的发生。

3.增加营养，加强锻炼。

4.平时宜节欲，避免房事过频。

第 七 章

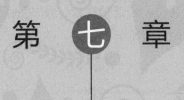

男科疾病的拔罐疗法

NANKE JIBING DE BAGUAN LIAOFA

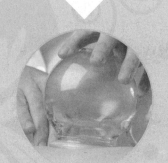

遗精

遗精是指不因性交而精液自行外泄的一种男性性功能障碍性疾病，如果有梦而遗精称为"梦遗"；无梦而遗精者，甚至清醒的时候精液自行流出称为"滑精"。但是如果发育成熟的男子，每月偶有1~2次遗精，且次日无任何不适者，属生理现象，不是病态。若遗精次数过频，每周2次以上或一夜数次，且有头昏眼花、腰腿酸软、两耳鸣响等症状者，则应及时治疗。

[取穴] 肾俞穴、八髎穴、关元穴、大赫穴、内关穴、神门穴、足三里穴、三阴交穴、太溪穴。

[方法] 取上穴，以单纯火罐法吸拔穴位，留罐10分钟，每日1次。

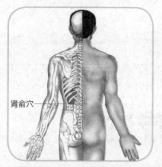

肾俞穴

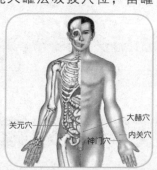

关元穴   大赫穴
         内关穴
神门穴

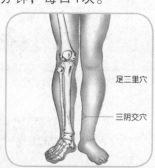

足三里穴
三阴交穴

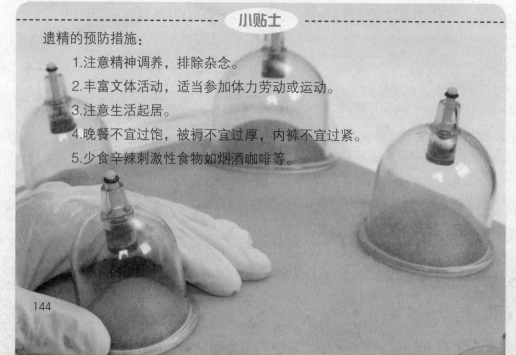

---- **小贴士** ----

遗精的预防措施：

1.注意精神调养，排除杂念。

2.丰富文体活动，适当参加体力劳动或运动。

3.注意生活起居。

4.晚餐不宜过饱，被褥不宜过厚，内裤不宜过紧。

5.少食辛辣刺激性食物如烟酒咖啡等。

早泄

　　早泄是指在性交时阴茎尚未插入阴道或刚接触阴道即行射精，不能进行正常性交活动的性功能障碍性疾病。性交中射精时间的迟早，个体差异较大，一般阴茎插入阴道后2～6分钟即射精。

[取穴] 命门穴、肾俞穴、关元穴、中极穴、足三里穴、三阴交穴、太溪穴。

[方法] 取上穴、以单纯火罐法吸拔穴位，留罐10～15分钟。每日或隔日1次。

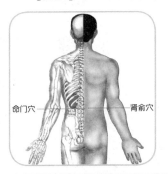
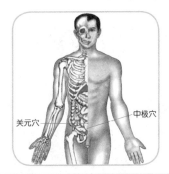
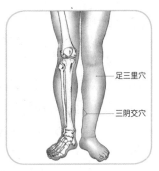

小贴士

早泄患者的预防及护理方法：

　　1.注意婚前性教育和性指导。

　　2.注意生活要有规律，加强体育锻炼，有益于身心健康和精神调节。

　　3.女方应体贴、安慰、不能责难、威胁，否则反而事与愿违，不利于疾病的康复。

　　4.不宜滥服"壮阳药"。

　　5.多食一些具有补肾固精作用的食物，如牡蛎、胡桃肉、芡实、栗子、甲鱼、文蛤、鸽蛋、猪腰等。

　　6.阴虚火旺型早泄患者，不宜食用过于辛热的食品，如羊肉、狗肉、麻雀、牛羊鞭等，以免加重病情。

　　7.调整情绪，消除因担心女方怀孕，或担心性器官过小、性能力不强等而产生的紧张、自卑和恐惧心理。性生活时要做到放松。

　　8.勿纵欲，勿疲劳后行房，勿勉强性生活。

前列腺炎

前列腺炎是青壮年男性容易罹患的一种泌尿系统疾病。患者尿道口常有白色黏液溢出，下腹部、会阴部或阴囊部疼痛。可分为急性前列腺炎和慢性前列腺炎。急性前列腺炎可有脓尿，终末血尿及尿频、尿急、尿热、尿痛或恶痛发热等症状。慢性前列腺可继发急性前列腺炎或慢性尿道炎。过度饮酒，房室过度，前列腺肥大，会阴部损伤等往往成为诱发因素。慢性前列腺炎症状不典型，脓尿较少，但可伴有阳痿、早泄、遗精及血精症状。

中医学认为本病与肾阴不足、相火旺盛，肾亏于下、封藏失职，肾阴亏耗、阴损及阳，饮酒过度、损伤脾胃有关。

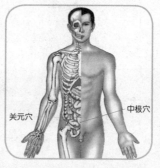
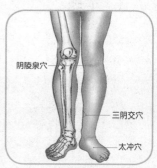

[取穴] 肾俞穴（见145页图）、膀胱俞穴（见148页图）、关元穴、中极穴、阴陵泉穴、三阴交穴、太溪穴（见35页图）、太冲穴。

[方法] 取上穴，以单纯火罐法吸拔穴位，留罐10～15分钟，每日或隔日1次。

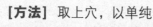

前列腺炎的护理措施：

1.防止受寒。寒冷可以导致尿道内压增加而引起逆流。

2.多喝水，多排尿。因为浓度高的尿液会对前列腺产生较多的刺激。

3.多放松，不过劳。

4.规律的性生活。

5.洗温水澡。洗温水澡可以舒解肌肉与前列腺的紧张，因此可以减缓症状。

6.避免久坐。久坐会加重痔疮等病，又会使会阴部充血，从而引起排尿困难。

7.按摩小腹。点压脐下气海、关元等穴有利于膀胱功能的恢复。小便后稍加压力按摩，可促进膀胱排空。

8.慎用药物。有些药物可加重排尿困难，故宜慎用或最好不用。

9.远离辛辣食品与酒精。

前列腺增生

前列腺增生症又称前列腺肥大，是一种因前列腺明显增大而影响老年男性健康的常见病。我国发病率为50%左右。凡50岁以上的男性，开始有夜尿次数增多，尤其有排尿困难或急性尿潴留，应首先考虑前列腺增生症的可能。前列腺增生症起病缓慢，常于酒后、上呼吸道感染、房事或膀胱过度充盈引起急性尿潴留而发现，而实际进行性排尿困难已有数年。

临床表现主要有排尿困难、尿急、尿频、血尿，甚则肾功能不全等症。

[取穴] 肾俞穴、膀胱俞穴、气海穴（见79页图）、中极穴（见59页图）、足三里穴、血海穴、阴陵泉穴、三阴交穴、太溪穴（见52页图）。

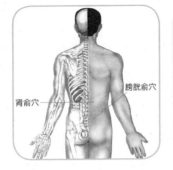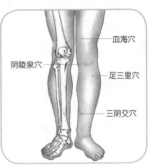

[方法] 取上穴，以单纯火罐法吸拔穴位，留罐10~15分钟，每日或隔日1次。

小贴士

前列腺增生患者的饮食原则：

1. 尽量避免烟酒，少食辛辣肥腻的食物，少喝咖啡，少吃柑橘等酸性强的食品。

2. 多食用蜂蜜以保持大便通畅，适量食用牛肉、鸡蛋，多吃新鲜水果、蔬菜、粗粮及大豆制品。

3. 种子类食物对患者很有好处，如南瓜子、葵花子等。每日食用，数量不拘。

4. 平常可以煮绿豆粥，放凉后任意食用，对膀胱湿热、排尿涩痛者尤为适用。

5. 不要因尿频而减少饮水量，更不能忍尿不排。多饮水可稀释尿液，防止引起泌尿系感染及形成膀胱结石。饮水应以凉开水为佳，切记少饮浓茶。

男性不育症

夫妻共同生活2年以上，未采取避孕措施，由于男方原因使女方未能受孕，称为男性不育症。病因较复杂，性功能障碍、精子功能异常、生殖系统感染、隐睾、药物等因素均可引起男性不育。一般分为肾阴虚型、肾阳不足型和气血两虚型。

1.肾阴虚型

[取穴] 肾俞穴、气海穴、足三里穴。

[方法] 采用留罐法，患者取坐位，将中等大小的玻璃罐吸拔在穴位上，留罐5～10分钟，每日1次。

2.肾阳不足型

[取穴] 肾俞穴、命门穴、关元穴。

[方法] 采用留罐法，患者取坐位，将中等大小的玻璃罐吸拔在穴位上，留罐5～10分钟，每日1次。

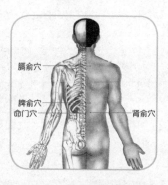
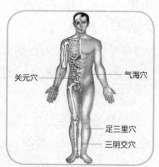

3.气血两虚型

[取穴] 脾俞穴、膈俞穴、气海穴、关元穴、足三里穴、三阴交穴。

[方法] 双侧穴位交替使用采用留罐法，患者取坐位，将中等大小的玻璃罐吸拔在穴位上，留罐5～10分钟，每日1次。

小贴士

食疗小验方：

虫草炖甲鱼：取甲鱼约1000克、冬虫夏草10克、红枣20克、鸡汤1000克。将甲鱼宰杀后，切成4大块，放火锅中煮沸，捞出洗净，将虫草洗净，用开水浸泡红枣，将甲鱼放入汤碗中，再放入冬虫夏草、红枣，加料酒、盐、葱、姜、蒜和鸡清汤，上笼蒸熟后取出即成。

第 八 章

美容保健的拔罐疗法

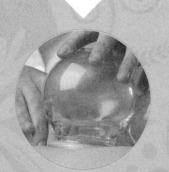

肥胖

肥胖是因摄入的能量超过消耗量而使脂肪积聚过多，超过标准体重20%者。病因较复杂，可能与遗传、内分泌、神经系统疾病、饮食过度、活动过少等因素有关。肥胖症可引起多种并发症，如高血压病、糖尿病、冠心病、高脂血症等。

轻度肥胖者无明显症状，中、重度肥胖者表现为活动后气短、心悸，易疲劳，乏力，活动减少，喜欢坐或卧床，嗜睡，多汗，怕热，女性月经少，甚至闭经，男性可见阳痿。

[取穴] 夹脊(经外奇穴，位于第1胸椎至第5腰椎，各棘突下旁开0.5寸)、天枢穴、大横穴、气海穴、关元穴、梁丘穴、足三里穴、丰隆穴、血海穴、公孙穴。

[方法] 取上穴，以单纯火罐法吸拔穴位，留罐10～15分钟，每日1次。

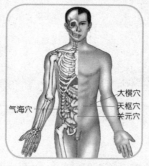

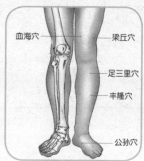

小贴士

只要能长期遵守以下三项原则，身材自然便会保持苗条漂亮，同时又能享受美食，非常简单方便。

1.合理安排三餐。早餐只吃高纤麦片、低脂鲜乳，不仅可以帮助排便，同时也非常营养健康，至于肉类、海鲜则留待中餐，晚餐可以吃点清淡的，蔬菜要占大部分。

2.饭后站立半个小时。其实女人发胖的最大原因是疏忽，由于工作学习忙，根本没有时间来合理调配生活，安排自己的饮食起居。饭后至少站立半小时，可以免去脂肪堆积在小肚子上的烦恼，还省去事后弥补。

3.睡前5小时禁食。减肥的一大忌就是在睡觉前吃东西。睡眠的时候身体不需要运动，吃下的东西全部会被身体吸收变成脂肪囤积起来。假如饿得受不了，也只能吃少量的水煮青菜或水果。

雀斑

雀斑是一种以鼻面部发生褐色斑点为特征的皮肤病。因其色如同雀卵上之斑点，故名。多有家庭病史，一般始发于学龄期，随年龄增长而逐渐增多，至青春期以后可达顶峰。女性多于男性。

[取穴] 风池穴、肺俞穴、肾俞穴、足三里穴、血海穴、阴陵泉穴。

[方法] 取上穴，以单纯火罐法吸拔穴位，留罐10～15分钟。每日1次。

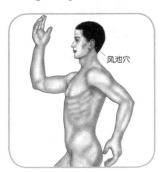

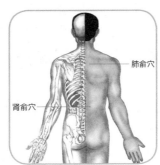

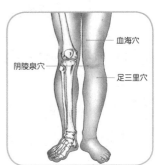

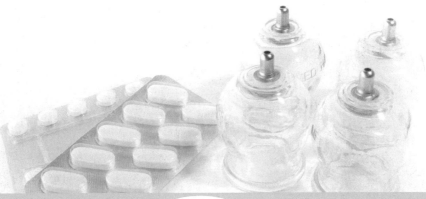

小贴士

雀斑患者的预防及护理：

　　1.注意防晒。

　　2.防止各种电离辐射。

　　3.戒掉不良生活习惯，如抽烟、喝酒、熬夜等。注意休息和保证充足的睡眠。

　　4.多喝水、多吃蔬菜和水果，避免刺激性的食物。

黄褐斑

黄褐斑又名肝斑，俗称"蝴蝶斑"，是发生在颜面的色素沉着斑，常发于已婚女性，尤以妇女分娩前后多见，是一种影响美容的病症，对女性的心理有一定影响。病因不明，一般认为与内分泌失调、慢性疾病、服用某些药物及外界刺激有关。现代医学对其尚无理想疗法。

主要表现有颜面部出现的局限性淡褐色或褐色皮肤改变。色素斑呈对称分布于曝光露出的面部，以颧部、前额、两颊最突出，有时呈蝶翼状，偶见于颏和上唇部，往往不被病人注意而渐渐发生。最初为多发性，渐渐融合成大小不一、不规则的斑片，边缘清楚或呈弥漫性，表面光滑，局部无炎症及鳞屑，也无自觉症状，色素斑随季节、日晒、内分泌变化等因素可稍有变化，但经久不退，一部分于分娩后或停服避孕药后可缓慢消退。

[取穴] 肝俞穴、脾俞穴、肾俞穴、中脘穴、足三里穴、三阴交穴、太溪穴（见35页图）。

[方法] 取上穴，以单纯火罐法吸拔穴位，留罐10～15分钟，每日1次。

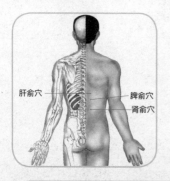

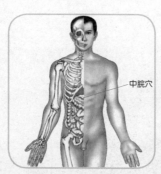

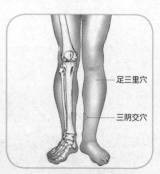

小贴士

黄褐斑患者的注意事项：

1.应去医院检查。积极治疗原发疾病，疾病痊愈了，黄褐斑也就消失了。

2.要增强营养，多吃蔬菜、水果。

3.防日晒，慎用各种化妆品。

4.注意调节情志，保持愉快的心情和充足的睡眠。